中药现代化研究系列

柚皮素对呼吸道张力收缩、浆液分泌的调控作用及肺部给药的成药性研究

苏薇薇　关敏怡　师　瑞　王永刚　吴　灏　著

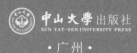

中山大学出版社
SUN YAT-SEN UNIVERSITY PRESS

·广州·

图书在版编目（CIP）数据

柚皮素对呼吸道张力收缩、浆液分泌的调控作用及肺部给药的成药性研究/苏薇薇，关敏怡，师瑞，王永刚，吴灏著.—广州：中山大学出版社，2021.12
（中药现代化研究系列）
ISBN 978-7-306-07366-2

Ⅰ.①柚… Ⅱ.①苏… ②关… ③师… ④王… ⑤吴… Ⅲ.①呼吸系统疾病—中药疗法 Ⅳ.①R259.6

中国版本图书馆 CIP 数据核字（2021）第 258684 号

出 版 人：王天琪
策划编辑：曾育林
责任编辑：曾育林
封面设计：曾 斌
责任校对：梁嘉璐
责任技编：靳晓虹
出版发行：中山大学出版社
电　　话：编辑部 020 - 84113349，84110776，84111997，84110779，84110283
　　　　　发行部 020 - 84111998，84111981，84111160
地　　址：广州市新港西路 135 号
邮　　编：510275　传　真：020 - 84036565
网　　址：http：//www.zsup.com.cn　E-mail：zdcbs@mail.sysu.edu.cn
印 刷 者：广州市友盛彩印有限公司
规　　格：787mm×1092mm　1/16　11.625 印张　308 千字
版次印次：2021 年 12 月第 1 版　2021 年 12 月第 1 次印刷
定　　价：68.00 元

内 容 提 要

本书是中山大学苏薇薇教授团队的原创性研究成果。全书分两章：

第一章，柚皮素对呼吸道张力收缩及浆液分泌的调控机制研究。主要内容包括：①首次证实柚皮素对呼吸道平滑肌的舒张作用主要为激活 BK_{Ca} 通道开放。柚皮素通过激活呼吸道平滑肌 BK_{Ca} 通道开放，引起 K^+ 内流，胞内升高的 K^+ 浓度引起呼吸道平滑肌细胞超极化，促进 Ca^{2+} 浓度降低，抑制气道平滑肌收缩，进而促进舒张，降低呼吸道组织张力。②首次证实柚皮素对呼吸道浆液分泌的调控作用主要为激活上皮细胞 CFTR 通道开放并增加受损 CFTR、AQP1 与 AQP5 表达。柚皮素可增加呼吸道上皮细胞内 cAMP 浓度，激活顶膜面 CFTR 通道，通过基底膜面 NKCC 吸收及顶膜面 CFTR 分泌定向转运 Cl^-，促进水分转运浆液分泌降低黏度；同时柚皮素可上调受 LPS 和 DPM 诱导的 CFTR、AQP1 与 AQP5 低表达，促进离子水分转运通道表达，调控浆液分泌。③首次证实柴油颗粒物引起的呼吸道浆液分泌异常主要表现在组织肺水肿升高、黏蛋白分泌增加及 CFTR、AQP1 与 AQP5 离子水分转运通道表达降低等方面，同时证实柚皮素能够逆转 DPM 对呼吸系统浆液分泌的损伤。

第二章，柚皮素肺部给药的成药性研究。主要内容包括：①首次从细胞渗透性、镇咳药效和药效作用部位的药物浓度三个方面对柚皮素与柚皮苷进行了比较。证实了柚皮素经肺部给药的吸收及疗效均优于柚皮苷，为选择柚皮素进行后续吸入制剂的开发提供了理论依据。②首次通过包合技术制备了柚皮素吸入溶液剂，解决了柚皮素溶解度低的问题，所得制剂微细粒子百分比（FPF）较高，稳定性好；并通过对体内外吸收行为的考察，阐明了制剂经肺部吸收的转运机制，明确了肺部给药的药代动力学特点。③首次系统考察了柚皮素吸入溶液剂的镇咳量效关系和时效关系，证实柚皮素吸入溶液剂具有起效迅速、给药剂量少的优势，为制剂的临床应用提供理论与实验依据。

本研究获得广东省基础与应用基础研究基金（项目编号：2020A1515111097）的资助。

《柚皮素对呼吸道张力收缩、 浆液分泌的调控
作用及肺部给药的成药性研究 》 著者

苏薇薇　关敏怡　师　瑞　王永刚　吴　灏

目　　录

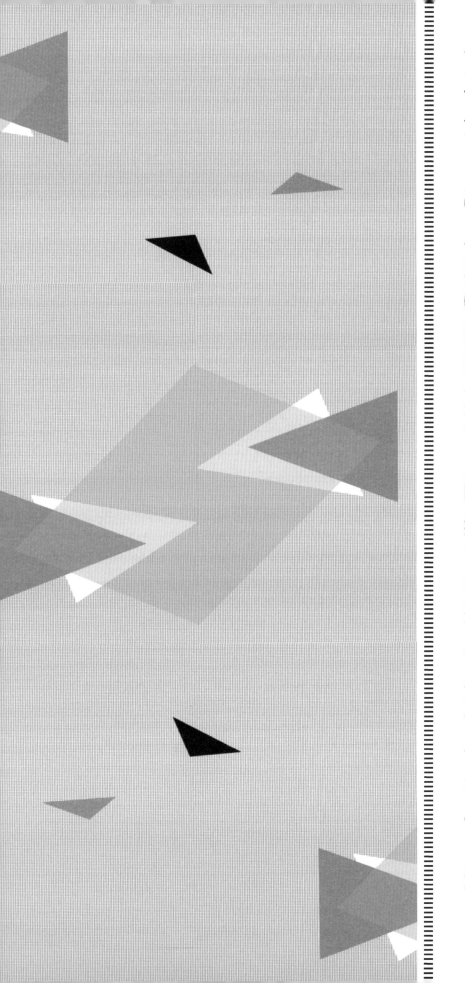

第一章　柚皮素对呼吸道张力收缩及浆液分泌的调控作用研究

第一节　引　言

一、呼吸道平滑肌张力收缩调控机制

气道直径和气流阻力与呼吸道平滑肌细胞的活性密切相关，平滑肌细胞可以通过抵抗外加负荷维持呼吸道容积的稳定性，控制肺无效腔的大小以协助肺部收缩，呼出气体和异物，调整呼吸道直径，并适应咳嗽。[1]

1. 呼吸道平滑肌细胞收缩机制

呼吸道平滑肌细胞以"肌丝滑动"原理进行收缩，在收缩过程中平滑肌细胞内 Ca^{2+} 浓度是调控收缩的关键因素，它可与钙调蛋白结合，进一步调控收缩过程。[2-3] 胞内 Ca^{2+} 浓度的增加依赖于钙库中 Ca^{2+} 的释放以及胞外离子经 Ca^{2+} 通道的转运。质膜受体被信号分子激活，经 G 蛋白偶联受体调控 IP3/DAG 下游通路，激活钙库上 Ca^{2+} 通道及蛋白激酶 C（PKC），通过钙库中 Ca^{2+} 释放及 PKC 级联反应升高胞内 Ca^{2+} 浓度；信号分子也可激活膜上离子通道，诱导动作电位产生，引起质膜去极化，激活电压门控 Ca^{2+} 离子通道（voltage-gated calcium channel，VOCC）等，引起胞外 Ca^{2+} 内流，升高胞内 Ca^{2+} 浓度，产生收缩效应。平滑肌收缩调控如图 1 - 1 所示。[4]

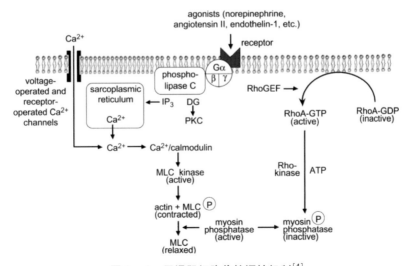

图 1 - 1　平滑肌细胞收缩调控机制[4]

胞内 Ca^{2+} 浓度升高，激活 MLCK，进而产生舒张效应。

2. 呼吸道平滑肌细胞舒张机制

平滑肌细胞的舒张方式可分为上皮依赖与非上皮依赖。胞内 Ca^{2+} 浓度降低引起肌球蛋白轻链激酶（MLCK）失活，同时激活肌球蛋白轻链磷酸酶（MLCP），进一步导致平滑肌舒张。

（1）上皮依赖：研究发现上皮能够缓解平滑肌收缩。上皮能够释放 PGE2、NO 等上皮源舒张因子（EpDFR）调控平滑肌舒张。[5-6] 上皮对平滑肌的舒张作用主要通过鸟苷酸（GMP）途径，鸟苷酸环化酶（GC）分布于质膜和胞质中，NO 和硝基类物质激活胞浆中的 GC，心房利钠肽（ANP）激活质膜上的 GC。通过上皮释放的舒张因子激活 GC，使之催化 GTP 形成 cGMP，进一步激活钾离子通道引起质膜超极化的同时促进 Ca^{2+} 进入钙库降低其浓度；此外，cGMP 依赖的激酶能够改变 MLCK、MLCP 的活性达到舒张作用。

（2）非上皮依赖：呼吸道平滑肌细胞移除胞内 Ca^{2+} 的机制主要包括：cAMP 途径和激活阳离子通道途径。cAMP 途径：信号分子引起胞内 cAMP 浓度增加，进一步活化蛋白激酶 A（PKA），调控下游通路舒张平滑肌。这些影响主要包括：抑制磷酸肌醇水解为 IP3；增加内质网和线粒体的 Ca^{2+} 摄取；使 MLCK 失活；激活细胞质膜上的阳离子通道和转运体引起膜超极化等。激活阳离子通道途径：使质膜超极化，阻碍电压门控钙离子通道（VGCC）开放；激活钠钾泵（Na^+/K^+-ATPase），降低胞内钠离子，促进钠钙交换体（NCX）运作；调节并影响胞内 Ca^{2+} 的释放。[7] 总的来说，激活钾离子通道使膜超极化和拮抗钙通道阻止钙内流是主要的两个舒张途径。[2,8] 平滑肌舒张调控如图 1-2 所示。[4]

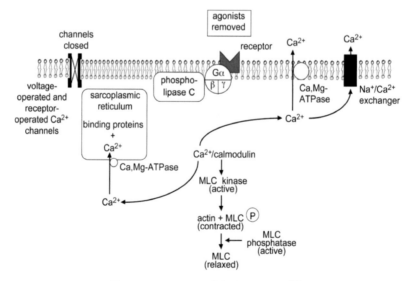

图 1-2　平滑肌细胞舒张调控机制[4]

胞内 Ca^{2+} 浓度降低，影响 MLCK 和 MLCP 的活性，从而调控 MLC 产生舒张效应。

二、BK$_{Ca}$介导的呼吸道平滑肌张力收缩调控作用

钾离子通道对平滑肌细胞电稳定影响非常大，钾离子通道（potassium ion channel）是指通透特异性仅允许 K$^+$ 通过质膜的通道。当 K$^+$ 通道被激活后，引起 K$^+$ 外流，胞内降低的 K$^+$ 浓度引起呼吸道平滑肌细胞超极化，阻碍电压门控 Ca^{2+} 通道，同时激活钠钙交换体运作降低胞内钠离子，促进 Ca^{2+} 浓度降低，抑制气道平滑肌收缩，进而促进呼吸道平滑肌舒张，降低气道组织张力。

大电导钾离子通道（BK）和 ATP 敏感钾离子通道（KATP）是机体中起主要作用的两类 K$^+$ 通道。BK 被胞内信使 cAMP、cGMP 和钙升高所激活，被蝎毒素（IbTX）所抑制；[7,9] ATP 敏感的 K$^+$ 通道被胞内 ATP 的降低所激活，被磺脲类药物如格列本脲（Glibenclamide）所抑制。[10-11]

大电导钙激活钾离子通道（Large-conductance Ca^{2+}-activated K$^+$ channel，BK$_{Ca}$）中 K$^+$ 转运孔道由四个相同的 α 亚基组成，[12] 同时还有一个 β 亚基调控通道活性。每个 α 亚基由 7 个跨膜片段（S0~S6）组成，[13-14] 其中 S1~S6 片段与其他电压门控钾离子通道的 S1~S6 片段类似；S5、S6 片段形成选择性通透 K$^+$ 的孔道；S4 片段存在电压敏感区域，通过其中的一系列带电残基感测跨膜电压；相对独立的 S0 片段为通道提供胞外的 N 末端，[13-16] 并与 β1 亚基形成重要的相互作用。[17-21] 每个通道 α 亚基的剩余部分由一对串联的 K$^+$ 电导调节器片段组成，该结构域形成通道的胞质 Ca^{2+} 传感器。[22-25] 平滑肌细胞 BK 通道共表达 β1 亚基，有助于增强表观 Ca^{2+} 敏感性。[26-32] BK 通道结构如图 1-3 所示。[9] BK$_{Ca}$ 能够被胞内 Ca^{2+} 浓度和质膜去极化协同激活，产生外向 K$^+$ 大电流使得细胞膜快速超极化，进而恢复膜电位稳定。[33-35] BK$_{Ca}$ 在细胞生理学功能中起着连接胞质钙离子信号和质膜电信号的作用，其结构功能的异常会引起多种疾病。[27,36-42]

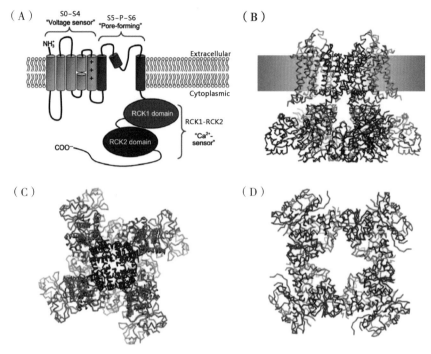

图 1 - 3　BK 通道结构[9]

由四个相同的 α 亚基及一个 β 亚基组成。

三、CVA 疾病及治疗研究进展

随着临床研究的深入，发现很多呼吸系统疾病都与平滑肌细胞结构功能改变相关。从收缩表型逐渐转变为增殖、合成和分泌型，通过细胞结构的改变对呼吸功能产生严重影响。由于病毒细菌的侵入，产生呼吸道损伤，平滑肌自我修复功能增强，凋亡减少数目增多引起收缩张力增强，产生呼吸道平滑肌强直收缩，表现为哮喘、呼吸窘迫等症状。此外，平滑肌收缩蛋白及激酶表达发生变化，对外界刺激产生的收缩反应更敏感，因此很弱的刺激都能引发呼吸道明显的收缩现象，出现咳嗽等症状。从细胞结构和功能上表现为骨架蛋白和收缩蛋白结构的重排、K^+ 通道活性的降低以及 Ca^{2+} 通道活性的增强，引起细胞收缩张力的增加以及兴奋阈值的降低，从而产生高强直收缩及气道高反应性等异常收缩特性，产生更早更强烈的收缩反应同时对抗生理舒张物质的调控，出现咳嗽敏感性增加、哮喘等症状。

咳嗽变异性哮喘（cough variant asthma，CVA）是一种变异形式的哮喘，强烈刺激性干咳是其唯一临床表现，一般持续至少 6～8 周，30%～40% 的患者可能发展为典型哮喘。[43-46] CVA 患者虽然没有气喘、气促等症状，但表现出气道高反应性，并对舒张呼吸道平滑肌的支气管扩张剂表现出显著反应。[47-51]靶向作用于呼吸道平滑肌的支气管扩张是目前临床治疗 CVA 常用的有效策略，通过舒张平滑肌，调节呼吸道张力，起到治疗的作用。对呼吸道平滑肌具有舒张作用的药物对 CVA 疾病均有一定的治疗效果。[47,50]BK_{Ca} 通道可以介导较大的外向 K^+ 电流，引起呼吸道平滑肌超极化，舒张平滑肌；[52-53]因此，BK_{Ca} 通道是调节支气管舒张过程中常用的药物靶点。[7]针对支气管收缩异常，最常见的治疗方法是激活 BK_{Ca} 通道。

近年来，开发小分子靶点支气管扩张剂的研究正处于发轫阶段，天然产物作为丰富的化合物资源库是 CVA 治疗的有效策略，其研究广受关注。

四、呼吸道上皮浆液分泌调控机制

覆盖在呼吸道表面具有黏附功能的呼吸道表面液体（airway surface liquid, ASL）在机体防御功能中发挥重要作用。ASL 分为黏液层（mucus layer, ML）和纤毛液层（periciliary fluid layer, PCL），黏性的 ML 覆盖在与上皮细胞接触的 PCL 上。[54]ML 厚 5～10 μm，含有大量的水、盐、黏膜下腺体及杯状细胞分泌的黏蛋白等物质，具有一定黏弹性，能够捕捉吸入的异物；黏蛋白含量决定了 ASL 的黏稠度。同时，ML 中含有大量防御素能够抑制细菌增长，保护机体。PCL 由呼吸道上皮细胞和黏膜下腺体分泌，因含水量较高而具有较 ML 低的黏度，因此具有流动性，是纤毛清除呼吸道尘埃和细菌的介质。PCL 约厚 6 μm，高度与纤毛一致，纤毛穿过 PCL 后尖端接触到黏液层，通过定向摆动能够有效地带动 ML 流动，排出黏附的粉尘细菌等异物。ASL 的深度、成分和黏度是纤毛清除、杀菌活性、上皮细胞和免疫细胞功能的重要决定因素。[54]

按照分泌部位和黏蛋白含量的不同，在临床上又将气道分泌液分为浆液和黏液。对应 ASL，浆液即为 PCL 由上皮细胞和黏膜下腺体分泌，黏液即为 ML 由杯状细胞及腺体分泌。黏膜下腺体中的浆液细胞处于腺泡结构最远端，能够分泌 Cl^- 和 HCO_3^-，引起浆液分泌增加，分泌的浆液是黏液流动排出的载体。在浆液分泌过程中，离子转运所引起的渗透压改变起着至关重要的作用，其中 Cl^- 占主要地位，通过离子转运体将胞内离子定向排出到细胞顶膜面引起渗透压梯度改变，从而引起水分通过细胞旁路以及水通道蛋白（AQPs）发生自渗透压低浓度向高浓度的定向扩散，完成浆液分泌过程。由此可知，Cl^- 通道和 AQPs 对呼吸道浆液分泌起重要作用；由于 Cl^- 浓度的改变才能引起水分经 AQPs 的转运，因此 Cl^- 通道的活性及表达在浆液分泌中占主导地位。

五、CFTR 介导的呼吸道上皮浆液分泌调控作用

离子通道、转运蛋白以及质子泵位于上皮细胞顶膜面和基底膜面，共同决定电解质的吸收和分泌以及上皮细胞分泌的液体体积。Cl^- 分泌吸收对呼吸道浆液调控起着关键作用，呼吸道上皮细胞存在 Cl^- 的双向流动，细胞间 Cl^- 通透性较大，顶膜面分布着囊性纤维化跨膜传导调节蛋白（cystic fibrosis transmembrane conductance regulator，CFTR）和 Ca^{2+} 激活 Cl^- 通道（Ca^{2+}-activated Cl^- channel，CaCC），基底膜主要有钠钾氯共转运体（sodium potassium chloride cotransporter，NKCC）。NKCC 将 Cl^- 经基底膜转运入胞内，引起胞内 Cl^- 浓度增加，Cl^- 顺浓度梯度扩散至顶膜面，经顶膜面 CFTR 及 CaCC 排出细胞，完成 Cl^- 定向跨膜分泌过程。此时基底膜面的 Na^+ 经钠钾泵（Na^+/K^+-ATPase）转运排出胞外，以维持胞内 Na^+ 低浓度，为底膜 Cl^- 吸收提供能量。K^+ 经基底膜面 K^+ 通道排出胞外，建立了电化学梯度，为 Cl^- 从顶膜排出提供动力。顶膜面分泌的 Cl^- 增加引起渗透压梯度改变，从而引起水分通过细胞旁路以及 AQPs 发生自渗透压低浓度向高浓度的定向扩散，完成浆液分泌过程。呼吸道上皮细胞离子转运过程如图 1 - 4 所示。[55]

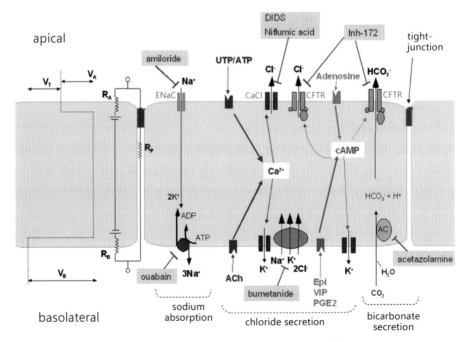

图 1 - 4　呼吸道上皮细胞离子转运模式[55]

Cl^- 经底膜面 NKCC 吸收，后经顶膜面 CFTR 及 CaCC 排出胞外，进而引起水分定向转运。

呼吸道上皮细胞顶膜面 CFTR 是 Cl^- 分泌的主要通路，是电解质转运和液体分

泌的关键通道。[56]CFTR 主要表达在黏膜下腺的浆液细胞顶膜面，由 1480 个氨基酸组成，共形成 5 个区域，包括 2 个跨膜区，其中各区由 6 个跨膜段组成。CFTR 能够被 cAMP 依赖的 PKA 共价修饰，使得功能活化，具有分泌 Cl⁻ 的功能和对上皮钠离子通道（epithelial sodium channel，ENaC）活性的调控功能。同时，CFTR 508 位丝氨酸的磷酸化程度能够调控其活性，决定分泌效率。PKA 能够将 CFTR 中 508 位的丝氨酸磷酸化，进而调控 CFTR 活性。胞内 cAMP 浓度增加可以激活 PKA，而 cAMP 浓度降低后 CFTR 随即失活，因此胞内 cAMP 浓度是调控 CFTR 功能的重要靶点。腺苷酸环化酶（adenylate cyclase，AC）能够增加 cAMP 合成，提高其浓度；磷酸二酯酶（phosphodiesterase，PDE）能够降解胞内 cAMP，降低其浓度。因此，药物能够调节 AC 或是 PDE 的活性就能调控 CFTR 功能，影响呼吸道浆液分泌。此外，cAMP 浓度的增加可以促进含有 CFTR 的囊泡与细胞膜结合，提高膜蛋白表达，增加通道密度，增大分泌量。合成的 CFTR 与其他膜蛋白类似，能够由内质网通过囊泡分泌结合到细胞顶膜面，又能够在某些刺激时由顶膜面脱落结合至内质网，或经溶酶体降解。对于 CFTR，无论从 cAMP 浓度依赖的功能上，还是从蛋白表达结合上，都能多角度调节上皮细胞顶膜面 Cl⁻ 分泌，影响浆液分泌。CFTR 结构如图 1 – 5 所示。[57]

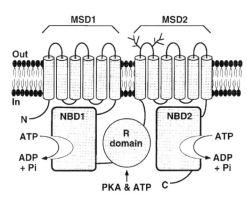

图 1 – 5 CFTR 蛋白结构[57]

CFTR 共有 5 个区域，各区由 6 个跨膜段组成。

六、脂多糖及 PM 2.5 对呼吸道浆液分泌的影响

呼吸道浆液分泌异常是临床呼吸系统发病率增加、病程加剧的主要诱因，其分泌功能异常会导致痰液分泌增加。当浆液分泌减少时，纤毛运动受阻，黏液无法排出，痰液分泌增加积累在气道，其中黏附的细菌微生物不断增殖，引起组织炎症，加重呼吸道疾病症状，进而引起肺炎等疾病，长期发展容易引起肺癌，危及人体健康。其诱发的各种炎症因子、污染物粉尘颗粒、细菌病毒等又会刺激上皮细胞，降

低某些离子转运体功能，抑制转录表达，或是增加受体敏感性，进一步抑制浆液分泌，从多角度损伤呼吸系统生理功能。研究表明[58-59]：多种外界刺激可以抑制呼吸道上皮细胞 CFTR 与 AQPs 表达，不仅能够抑制 mRNA 转录，降低蛋白翻译，还能诱导已结合的 CFTR 从质膜上脱落，减少膜蛋白结合数量，从而减弱细胞渗透性，降低浆液分泌体积，影响呼吸系统正常生理功能。在 CFTR mRNA 表达过程中，调控受多种因素影响，如 miR-138（一种 microRNA）的丰度[60]、NF-κB 的激活[61]、经 JAK/STAT 通路而激活的 JAK2[62] 以及血管加压素（vasopressin）的活性[63]等。Akt 是 CFTR 合成中信号转导的关键介质，[64-65]脂多糖（lipopolysaccha-ride，LPS）可以结合 Toll 样受体 4（Toll-like receptor 4，TLR4）并磷酸化 Akt 以激活 phosphoinositide3-kinase（PI3K）-Akt 通路，从而导致 CFTR 表达下调；[66]而 LY294002（a PI3K/Akt 抑制剂）可以消除这种影响。[67]此外，CFTR 表达异常被认为是一种广泛存在于白种人中的遗传性疾病——囊性纤维化疾病（cystic fibrosis，CF）的主要原因。[68]顶膜面的 CaCC 能够一定程度补偿 CFTR 缺失造成的损伤，在 CF 疾病中 CaCC 活性上调，弥补 CFTR 介导的 Cl⁻ 分泌，但是这种轻度外线整流 Cl⁻ 通道与 CFTR 相比作用仍显得很弱。对于 CFTR 来说，功能或是表达的损伤，对呼吸道浆液分泌会产生严重影响。

1. 脂多糖的影响

脂多糖（LPS）是存在于革兰氏阴性菌细胞壁中的有毒物质。在呼吸系统中，LPS 能够诱导炎性介质分泌并激活炎症通路，产生组织炎症；[69]同时活化 MAPKs 信号通路，诱导黏蛋白分泌增加，引起痰液黏稠，影响痰液排出。[70]此外，LPS 还可以结合 TLR4 并通过磷酸化 Akt 激活 phosphoinositide3-kinase（PI3K）-Akt 通路，从而导致 CFTR 表达下调，[66-67]使得呼吸道浆液分泌减少，纤毛摆动受阻，加重组织炎症反应。可以看出，LPS 不仅增加黏蛋白分泌，还减少 CFTR 表达，从黏液分泌和浆液分泌两个角度影响呼吸道分泌功能，产生痰液增多及炎症等症状。

2. PM 2.5 的影响

细颗粒物（PM 2.5）是评价大气污染的重要标志，它与呼吸系统疾病的发病率及死亡率密切相关。[71-74]通过评估 PM 2.5 暴露所引起的相对风险，发现 PM 2.5 更容易引起成人局部缺血性心脏病、慢性阻塞性肺病、肺癌及中风；而对于 5 岁以下的儿童而言，急性下呼吸道感染的风险则会更高。[74-76]仅 2010 年全球就有超过 300 万人因 PM 2.5 所引起的各种疾病而过早死亡。[77]在中国，PM 2.5 污染是造成死亡的第四大危险因素，超过 55 岁后慢性呼吸系统疾病致死率会随着年龄的增长而升高。[78]呼吸系统疾病的发病率随着 PM 2.5 污染的加重而逐年增加，因此研究抗 PM 2.5 所致肺损伤的治疗药物及其作用机制很有必要。

PM 2.5 粒径微小，能够通过损伤呼吸道黏膜上皮细胞，沉积在肺泡内或肺间质内，激活肺内的免疫细胞，引起气道炎性反应、氧化损伤、肺泡上皮细胞 DNA 损伤、周期阻滞及细胞凋亡，最终造成肺损伤。[79-88] 近期研究表明：① PM 2.5 通过影响 TRPA1 和 TRPV1 表达，上调小鼠 OVA 敏感性，增加气道阻力和肺顺应性，恶化哮喘发病症状；[89] ② PM 2.5 能够上调黏蛋白 MUC4 与 MUC5AC 表达，增加浆液分泌黏性；[90-91] ③ PM 2.5 能够通过激活 TLR4/MyD88 通路及 NLRP3 炎症小体诱导 IL-1β 分泌，并在升高肺组织巨噬细胞、中性粒细胞、淋巴细胞、嗜酸细胞活化趋化因子、IL-5 水平的同时，增加小鼠肺泡灌洗液及血液中 IL-6 和 TNFα 水平，引起呼吸系统及全身炎症反应；[92-94] ④ 此外，PM 2.5 能够在升高肺组织 LDH 及 ROS 的同时降低肺上皮细胞 CAT 与 SOD 活性，并引起细胞自噬，产生组织氧化损伤。[95-96] 可以看出，PM 2.5 对肺的损伤是多方面的，既影响肺功能，又影响呼吸道浆液及黏液分泌，还会引起组织炎症及氧化损伤。

七、柚皮素药理活性研究进展

柚皮素是一种天然黄酮类化合物，广泛分布于葡萄柚、桔、橙等水果及化橘红、枳实、陈皮等多种中药中，具有多方面的生理调节功能。本团队前期研究表明：柚皮素及其配糖体柚皮苷能够促进呼吸道浆液分泌，不仅对 LPS 诱导的肺损伤小鼠急性气道炎症有显著抑制效果，还可以显著抑制烟熏诱导的慢性阻塞性肺疾病大鼠及豚鼠慢性气道炎症、黏液高分泌、咳嗽高反应性及气道高反应性等症状。[97-108]

1. 柚皮素对平滑肌张力收缩的调控作用

柚皮素能激活大鼠结肠平滑肌 BK_{Ca} 通道，引起细胞膜超极化，减少 Ca^{2+} 内流，从而对大鼠结肠平滑肌产生舒张效应。[109] 同样，柚皮素能够剂量依赖激活血管平滑肌细胞 BK_{Ca} 通道，产生舒张血管的作用。[110] 此外，柚皮素还能增加 HEK293T 细胞中 BK_{Ca} 通道活性。[111] 以上结果提示，柚皮素可通过调控呼吸道平滑肌 BK_{Ca} 通道介导的超极化状态，调节呼吸道平滑肌收缩，产生舒张作用。本章主要考察柚皮素对呼吸道平滑肌张力收缩的调控作用，为揭示柚皮素的药理活性提供依据。

2. 柚皮素对上皮浆液分泌的调控作用

前期研究主要针对柚皮素对黏液分泌的调控作用，结果表明：柚皮素能显著抑制 LPS 和 EGF 诱导的气道黏蛋白的合成与分泌以及气道上皮杯状细胞的增生，调控痰液黏稠度。然而，柚皮素对呼吸道浆液分泌的调控作用还是一个空白，本章从 CFTR 功能、表达以及 AQPs 表达的角度入手，研究柚皮素对上皮浆液分泌的调控作用，为揭示柚皮素的药理活性提供了理论依据。

八、本章主要研究内容

本章探讨柚皮素对多种呼吸系统疾病病理模型中呼吸道张力收缩异常及浆液分泌异常的调控作用及机制，为系统研究柚皮素药理活性及其临床应用提供科学依据。其一，构建卡巴可和高浓度 KCl 诱导的体外呼吸道张力收缩异常疾病病理模型，考察柚皮素对呼吸道张力和平滑肌细胞胞内 Ca^{2+} 浓度的影响；其二，构建脂多糖（LPS）与柴油颗粒物（diesel particulate matter，DPM）诱导的体内、外呼吸道浆液分泌异常疾病病理模型，考察柚皮素对呼吸道浆液分泌离子转运和通道表达的影响。

本章主要研究内容如下：

（1）在呼吸道张力收缩调控方面：采用肌张力测定系统，考察柚皮素对卡巴可诱导的大鼠离体气管组织张力增加的影响；采用 Ca^{2+} 成像系统，考察柚皮素对卡巴可及高浓度 KCl 诱导的原代培养气道平滑肌细胞内 Ca^{2+} 浓度升高的影响。

（2）在呼吸道浆液分泌调控方面：采用短路电流技术，考察柚皮素对大鼠离体气管组织 Cl^- 转运的影响；采用 Elisa 技术，考察柚皮素对 Calu-3 细胞胞内 cAMP 含量的影响。采用 qRT-PCR 及 Elisa 技术，考察柚皮素对 LPS 与 DPM 诱导的 Calu-3 细胞 CFTR、AQP1、AQP5 基因低表达的影响；采用气液分界培养技术，考察柚皮素对 Calu-3 细胞在 LPS 与 DPM 诱导下浆液分泌体积及其中 Na^+、Cl^-、溶菌酶、蛋白质含量的影响；采用干湿重测定、qRT-PCR 及 Elisa 技术，考察柚皮素对 BALB/c 小鼠肺水肿、黏蛋白分泌及肺组织 CFTR、AQP1、AQP5 基因表达的影响。

总之，本章以呼吸道张力收缩与浆液分泌为切入点，通过多种细胞模型、组织模型及动物模型，从呼吸道张力、胞内 Ca^{2+} 浓度、呼吸道浆液分泌、CFTR 功能、离子水分转运通路表达等几个方面，深入探讨柚皮素对呼吸道张力收缩与浆液分泌的调控作用与机制，填补了国内外柚皮素相关作用机制的研究空白，对新药开发及相关疾病的治疗具有积极意义。

第二节　柚皮素对呼吸道张力收缩的调控机制研究

本团队前期研究表明：柚皮素具有显著的止咳作用。柚皮素的镇咳机制与 KATP 开放、C 纤维和 P 物质释放无关，而是通过抑制 RARs 放电进而产生外周性镇咳，并能够抑制烟熏诱导的豚鼠慢性咳嗽及气道高反应性，并能抑制卵清蛋白诱导的 CVA 豚鼠咳嗽及气道高反应性。提示柚皮素对呼吸道平滑肌具有调控作用，能够降低呼吸道张力，舒张呼吸道平滑肌。

本节实验通过组织及细胞模型，从呼吸道张力及胞内钙离子浓度两个方面，探讨柚皮素对呼吸道平滑肌的调控作用，探讨其对 CVA 疾病的治疗作用。

【实验材料】

（一）试剂与材料

实验用试剂、材料如表 1 - 1 所示。柚皮素、CCh、GLI、TEA、IbTX 溶于二甲基亚砜（DMSO）中，加药时保持 DMSO 终浓度为 0.1%，以避免 DMSO 对呼吸道平滑肌收缩张力及呼吸道平滑肌细胞胞内 Ca^{2+} 浓度产生影响。

表 1 - 1　试剂与材料

名称	备注	来源
柚皮素	Naringenin，货号：N5893	Sigma-Aldrich（St. Louis，USA）
CCh	Carbachol，卡巴可，货号：PHR1511	Sigma-Aldrich（St. Louis，USA）
Glibenclamide	GLI，格列本脲，货号：G0639	Sigma-Aldrich（St. Louis，USA）
Tetraethylammonium	TEA，四乙铵	Sigma-Aldrich（St. Louis，USA）
Iberiotoxin	IbTX，蝎毒素	Sigma-Aldrich（St. Louis，USA）
collagenase Ⅰ	Ⅰ型胶原酶	Sigma-Aldrich（St. Louis，USA）
Fluo-3 AM	Ca^{2+} 荧光染料	Molecular Probes
NaCl 等化学试剂	分析纯	广州化学试剂厂
HBSS 溶液	Hank's balanced salt solution	HyClone（USA）
DMEM/F12	Dulbecco's modified eagle's medium/F12	Gibco（USA）
FBS	fetal bovine serum，胎牛血清	HyClone（Australian）
双抗	penicillin-streptomycin solution	HyClone（USA）

（二）溶液配制

1. Krebs-Henseleit solution（K-H 溶液）配制

按表 1 - 2 配制 K-H 溶液，用 HCl 及 NaOH 调节溶液 pH 至 7.4，于 4 ℃保存。使用时向溶液中不断通入 5% CO_2 和 95% O_2 混合气体，同时水浴加热至 37 ℃，以模仿机体正常生理环境，用于离体组织恒温测量肌肉收缩张力。

表 1 - 2　K-H 溶液配制

成分	终浓度（mmol/L）
NaCl	117
KCl	4.7
$MgSO_4$	1.2
$NaHCO_3$	24.8
KH_2PO_4	1.2
$CaCl_2$	2.5
Glucose	11.1

2. Normal physiological saline solution（N-PSS 溶液）配制

按表 1 - 3 配制 N-PSS 溶液，用 HCl 及 NaOH 调节溶液 pH 至 7.4，于 4 ℃保存。使用时水浴加热至 37 ℃，用于原代培养气道平滑肌细胞恒温测量胞内 Ca^{2+} 浓度。

表 1 - 3　N-PSS 溶液配制

成分	终浓度（mmol/L）
NaCl	140
KCl	5
$MgCl_2$	1
HEPES	10
$CaCl_2$	2.5
Glucose	10

（三）实验动物

SD 大鼠，体重 100～200 g，雌雄各半，购自广东省医学实验动物中心。大鼠饲养于中山大学南校区时珍堂 SPF 级动物房。饲养条件：12 小时日夜交替，温度

21 ℃，湿度 60%，自由采食。实验遵循《中山大学生命科学学院实验动物伦理委员会章程》，实验过程尽量减少动物疼痛。

【实验部分】

（一）急性分离大鼠气管

使用二氧化碳将大鼠窒息后，沿颈部正中线剪开组织暴露气管；使用眼科剪和眼科镊钝性分离气管组织于 K-H 溶液中；在解剖显微镜下，使用维纳斯剪修剪气管外侧粘连的结缔组织与微血管；将光滑的气管从中间剪断一分为二，每段长 2～3 mm，浸泡在通有 5% CO_2 和 95% O_2 混合气体的 H-K 溶液中备用。

（二）收缩张力测定

采用生物信号的计算机采集系统（BL-420E＋，Chengdu Taimeng Technology）与 HV-4 离体组织器官恒温灌流系统，测定急性分离大鼠气管组织张力，具体操作如下：把气管组织固定于两个倒三角形的挂钩中；将其中一挂钩顶角与短不锈钢丝连接，再接入长不锈钢丝；将组装好的组织链接到张力传感器和挂钩之间；调节微调节器，使气管组织悬挂并拉直；将组织装置浸泡于孵育灌流槽中，其中加入10 mL K-H 溶液；给予气管环 10 mN 预张力，平衡 30 min，待张力测定基线稳定；向孵育灌流槽中加入药物开始进行实验；每次加药 10 μL（总体积的 0.1%），以便维持体系渗透压的恒定，减少外部影响。

（三）原代培养大鼠呼吸道平滑肌细胞

培养原代呼吸道平滑肌细胞，用于检测胞内 Ca^{2+} 浓度，具体操作如下：急性分离的大鼠气管经修剪后置于 HBSS 溶液中润洗 3 遍；在超净工作台中使用眼科剪剪碎（约剪 30 min）呈糊状；将其在 0.1% 的 I 型胶原酶中 37 ℃ 消化 50 min；将分离出来的细胞收集并重悬在 DMEM/F12 培养基中，加入 10% FBS 及 100 U/mL 双抗；于 37 ℃、5% CO_2 环境中恒温培养。

（四）免疫荧光

采用免疫荧光技术，鉴定原代培养的细胞为平滑肌细胞，具体操作如下：将原代培养的大鼠气道平滑肌细胞种在经鼠尾胶原包被的细胞爬片上，37 ℃、5% CO_2 培养 3 天；用磷酸盐缓冲液（PBS，HyClone，China）润洗 3 遍；在室温下用 4% 多聚甲醛将细胞固定 15 min；用 0.3% Triton 和 5% BSA 混合液渗透 1 小时；分别于室温下孵育抗 α－平滑肌肌动蛋白抗体（anti-α-SMA antibody，BOSTER）及角蛋白（27/28）抗体［keratin（27/28）antibody，SANTA CRUZ Biotechnology，Dallas，USA］2 小时；用 PBS 洗涤 3 次后，分别将细胞与抗小鼠 IgG Cy3 结合抗体（anti-mouse IgG Cy3-conjugated antibody, Jackson Immuno Research, USA) 孵育，以标记平滑肌肌动蛋白；与抗山羊 IgG FITC 标记抗体（anti-goat IgG FITC-conjugated antibody, EARTHOX, USA) 孵育，以标记角蛋白；用 DAPI (Cell Signaling Technology, USA) 标记细胞核；使用荧光显微镜（Olympus IX83) 观察荧光。

（五）胞内 Ca^{2+} 浓度测定

使用 Ca^{2+} 荧光强度测定法测定原代培养大鼠气道平滑肌细胞胞内 Ca^{2+} 浓度（$[Ca^{2+}]_i$），具体操作如下：将原代培养的大鼠气道平滑肌细胞种在细胞爬片上，在 DMEM/F12 培养基中培养 3 天；用 N-PSS 溶液润洗 3 次后，于室温下滴加 5 μmol/L Fluo-3 AM Ca^{2+} 荧光染料孵育 60 min；润洗 3 遍后通过激光扫描共焦成像系统（TCS-SP5, Leica Microsystems, Germany) 记录胞内荧光信号；Fluo-3 AM 在 488 nm 处激发、在 530 nm 处接收分析，细胞荧光信号经 3～5 min 平衡后，分别用 KCl 和 CCh 刺激细胞以增加 $[Ca^{2+}]_i$；分别加入柚皮素及相关通道的抑制剂，记录信号变化趋势；所有荧光强度均与初始强度相比，减少细胞间初始强度不同所致的误差。

（六）数据分析

用 Excel 2013 及 Origin 8 进行统计分析，用 t 检验评估数据显著性差异，当 $P < 0.05$ 时认为数据具有统计学差异。

【实验结果】

（一）柚皮素与呼吸道平滑肌舒张的量效关系

急性分离的大鼠呼吸道组织用于平滑肌收缩张力测定，以测试柚皮素是否具有调节呼吸道平滑肌张力收缩的能力。将 200 nmol/L CCh 加入 K-H 溶液中，引起呼吸道平滑肌强直收缩，平衡 10～15 min 待张力保持稳定后，分别加入 1 mmol/L 柚皮素观察张力变化。结果表明：柚皮素能够降低呼吸道平滑肌张力（图 1 - 6A），引起显著舒张效应。舒张效应在 0.01～10 mmol/L 浓度范围内具有剂量依赖关系（图 1 - 6B），其半舒张剂量（EC_{50}）约为 0.89 mmol/L 柚皮素。

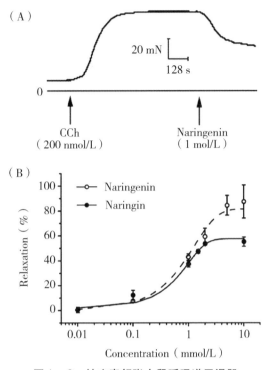

图1-6　柚皮素舒张大鼠呼吸道平滑肌

（A）柚皮素可以舒张CCh诱导的大鼠呼吸道平滑肌强直收缩；（B）在0.01～10 mmol/L浓度范围内，柚皮素剂量依赖性舒张大鼠呼吸道平滑肌。

（二）呼吸道上皮对柚皮素舒张作用的影响

呼吸道上皮细胞释放的舒张因子可以松弛下层平滑肌，降低呼吸道组织张力。[5]为了确定柚皮素诱导的舒张作用是否由呼吸道上皮介导，实验中通过轻轻摩擦呼吸道内径去除上皮，比较去除上皮前后舒张效果差异。结果表明，去除上皮前后柚皮素舒张效果无显著性差异（图1-7），说明柚皮素对呼吸道平滑肌舒张作用与上皮无关。

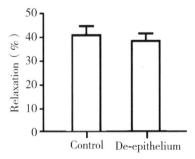

图1-7　呼吸道上皮对柚皮素诱导的呼吸平滑肌舒张效应的影响

（三）BKCa 通道在柚皮素引起的呼吸道平滑肌舒张中的作用

使用不同的 K^+ 通道阻断剂筛选柚皮素舒张作用通路。结果（图 1 - 8）表明：加药前，使用非特异性 K^+ 通道阻断剂 $BaCl_2$（500 μmol/L）预处理后，能消除柚皮素的舒张作用。虽然预处理 ATP 敏感的 K^+ 通道阻断剂 GLI（10 μmol/L）不能减弱柚皮素诱导的舒张作用，但是预处理电压门控 Ca^{2+} 激活的 K^+ 通道阻断剂 TEA（10 μmol/L）和大电导 Ca^{2+} 激活的 K^+ 通道（BK_{Ca}）特异性阻断剂 IbTX（100 nmol/L）能够显著抑制柚皮素（1 mmol/L）诱导的舒张效应。由于 BK_{Ca} 通道的激活能够介导胞外 K^+ 内流，引起细胞膜超极化，从而舒张平滑肌。上述结果提示柚皮素诱导的呼吸道平滑肌舒张作用主要由 BK_{Ca} 介导。

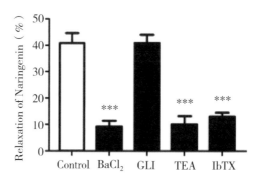

图 1 - 8　不同 K^+ 通道阻断剂对柚皮素诱导大鼠呼吸道平滑肌舒张作用的影响

除了 GLI（10 μmol/L）预处理组之外，柚皮素均能降低经 $BaCl_2$（500 μmol/L）、TEA（10 μmol/L）、IbTX（100 nmol/L）预处理的呼吸道组织张力。与 Control 组比较，*** $P < 0.001$。

（四）柚皮素对呼吸道平滑肌胞内 Ca^{2+} 浓度的影响

K^+ 通道介导的平滑肌细胞膜超极化可以减少胞内 Ca^{2+} 浓度，从而引起平滑肌细胞舒张效应。[2,112-113] 原代培养的细胞经免疫荧光技术鉴定为所需的呼吸道平滑肌细胞（图 1 - 9）。胞内 Ca^{2+} 经 Fluo-3 AM Ca^{2+} 荧光燃料标记后，使用实时激光扫描共聚焦成像系统测定柚皮素对原代培养的呼吸道平滑肌细胞 $[Ca^{2+}]_i$ 变化的调控作用。滴加 CCh（200 nmol/L）后，原代培养呼吸道平滑肌细胞胞内 Ca^{2+} 荧光强度迅速增加，而加入柚皮素（100 μmol/L）能够显著降低胞内 Ca^{2+} 荧光强度（图 1 - 10）。当使用高浓度的 KCl（30 mmol/L）引起平滑肌细胞去极化时，胞内 Ca^{2+} 浓度迅速增加，100 μmol/L IbTX 预处理可以抑制柚皮素（100 μmol/L）诱导的胞内 Ca^{2+} 浓度降低（图 1 - 11）。上述结果提示，柚皮素能够通过激活 BK_{Ca} 通道引起细胞膜超极化，进而减弱 CCh 和 KCl 诱导的 $[Ca^{2+}]_i$ 升高，从而表现舒张效应。

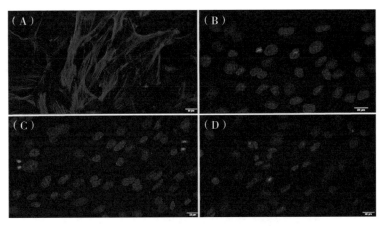

图 1 - 9　原代培养呼吸道平滑肌细胞的鉴定

使用（A）anti-α-SMA 抗体、（C）anti-keratin（27/28）抗体标记细胞，证明原代培养的细胞是呼吸道平滑肌细胞；（B）无 anti-α-SMA 抗体，只孵育 Cy3-conjugated 抗体；（D）无 anti-keratin（27/28）抗体，只孵育 FITC-conjugated 抗体。

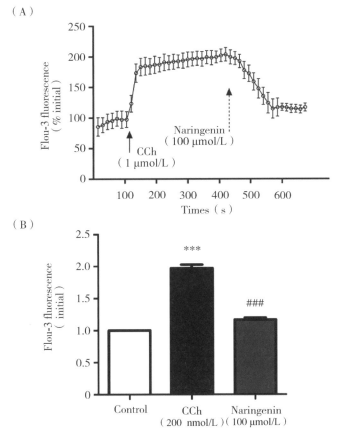

图 1 - 10　柚皮素对 CCh 诱导的原代培养呼吸道平滑肌细胞 [Ca²⁺]ᵢ 升高的影响

（A）柚皮素能够降低 [Ca²⁺]ᵢ；（B）不同处理组对应的 Fluo-3 AM 荧光强度统计分析。与 Control 比较：*** $P<0.001$；与 CCh 比较：### $P<0.001$。

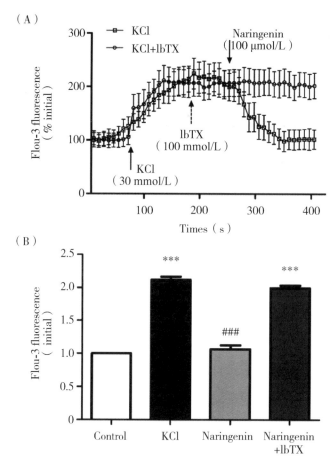

图 1 - 11　柚皮素对高浓度 KCl 诱导的原代培养呼吸道平滑肌细胞 [Ca²⁺]ᵢ 升高的影响

（A）柚皮素能降低高浓度 KCl 引起的 [Ca²⁺]ᵢ 升高，此作用能被 100 nmol/L IbTX 抑制；（B）不同处理组对应的 Fluo-3 AM 荧光强度统计分析。与 Control 组比较：*** $P < 0.001$；与 KCl 比较：### $P < 0.001$。

（五）讨论

CVA 是一种特殊类型的哮喘，其主要症状表现为无痰干咳，一般至少持续 6～8 周，研究表明 CVA 是全球慢性咳嗽最常见的病因之一。[114] 如果没有适当治疗，30%～40% 的 CVA 患者可能会发展成典型哮喘。[46] 对呼吸道平滑肌具有舒张作用的药物对 CVA 疾病均有一定的治疗效果。[47,50] BK_{Ca} 通道是调节支气管舒张过程中潜在的药物靶点，[7] BK_{Ca} 通道可以介导较大的外向 K^+ 电流，从而引起呼吸道平滑肌超极化。[52-53] 针对支气管收缩异常，最常见的治疗方法是激活 BK_{Ca} 通道。本节我们构建了 CCh 和 KCl 诱导的体内、外呼吸道张力收缩异常疾病病理模型，考察了柚皮素对呼吸道张力和平滑肌胞内 Ca^{2+} 浓度的影响。结果表明：柚皮素能够激活呼吸道平

滑肌表面的 BK_{Ca} 通道，引起胞外 K^+ 内流，产生 IbTX 敏感的细胞膜超极化，进而调控呼吸道平滑肌细胞胞内 Ca^{2+} 浓度，最终产生舒张效应。

柚皮素作为植物来源的小分子物质，在前期研究中已证明其在呼吸系统疾病的治疗中具有降低咳嗽敏感性、治疗 CVA 的作用。[97-99] 研究发现：柚皮素的镇咳机制与 KATP 开放、C 纤维和 P 物质释放无关，而是通过抑制 RARs 放电进而产生外周性镇咳；柚皮素对烟熏所致的豚鼠慢性病理性咳嗽及 OVA 介导的豚鼠咳嗽变异性哮喘，具有显著作用。前期研究还证实，柚皮素能激活大鼠结肠平滑肌细胞 BK_{Ca} 通道，引起细胞膜超极化，减少 Ca^{2+} 内流，从而对大鼠结肠平滑肌产生舒张效应。[109] 同样，柚皮素能够剂量依赖地激活血管平滑肌细胞 BK_{Ca} 通道，产生舒张血管的作用。[110] 此外，柚皮素还能增加 HEK293T 细胞中 BK_{Ca} 通道活性。[111] 以上结果提示柚皮素可通过调控呼吸道平滑肌 BK_{Ca} 通道介导的超极化状态，调节呼吸道平滑肌收缩，产生舒张作用，从而发挥其镇咳平喘的作用。

本节研究发现柚皮素能剂量依赖性地舒张 CCh 诱导的呼吸道平滑肌强直收缩。与柚皮苷引起的舒张效果相比，柚皮素诱导舒张作用在剂量反应曲线中高剂量时更为显著，说明柚皮素引起的舒张效应更明显，其结果与 S. Saponara 等人研究一致。[110] 这是由于柚皮素的极性较低、分子量较小，使得它更容易通过细胞膜，因而发挥舒张作用。

平滑肌细胞的舒张机制分为上皮依赖性舒张和非上皮性依赖性舒张。研究表明，呼吸道上皮细胞可以释放 PGE2、NO 及其他上皮舒张因子，从而调控平滑肌舒张。[5-6] 本节研究表明柚皮素引起的舒张作用与呼吸道上皮无关，而是通过直接调控呼吸道平滑肌张力产生的。

平滑肌细胞胞内 Ca^{2+} 浓度可以调节肌球蛋白与肌动蛋白的相互作用，从而影响肌细胞张力变化。[3] 细胞质中 Ca^{2+} 浓度的增加主要取决于肌浆网中存储的 Ca^{2+} 的释放，和通过离子通道转运入胞的胞外 Ca^{2+}。[2] 在非上皮依赖的舒张作用中，降低胞内 Ca^{2+} 浓度主要取决于 K^+ 通道激活产生的质膜超极化，以及对 Ca^{2+} 通道的拮抗所产生的 Ca^{2+} 内流抑制作用。[2,8] K^+ 通道活化引起的舒张机制包括：通过质膜超极化阻断电压门控 Ca^{2+} 通道的开放；通过活化钠钾泵激活钠钙交换体，调控影响胞内 Ca^{2+} 的释放。[7] K^+ 通道对平滑肌细胞膜电位稳定性有很大影响，主要包括大电导的 K^+ 通道和 ATP 敏感的 K^+ 通道。大电导的 K^+ 通道随胞内 cAMP、cGMP 和 Ca^{2+} 浓度增加而激活，并被 IbTX 所抑制。[7,9] ATP 敏感的 K^+ 通道随胞内 ATP 含量的降低而激活，并被 GLI 所抑制。[10-11] 利用 K^+ 通道阻断剂筛选柚皮素激活的 K^+ 通道，结果发现：非特异性 K^+ 通道阻断剂 $BaCl_2$、电压门控 Ca^{2+} 激活的 K^+ 通道阻断剂 TEA 以及 BK_{Ca} 通道特异性阻断剂 IbTX 均能抑制柚皮素诱导的舒张作用，而 ATP 敏感的 K^+ 通道阻断剂 GLI 则不能。以上结果提示，柚皮素通过激活 BK_{Ca} 通道引起质膜超极化，从而诱导呼吸道平滑肌产生舒张效应。

研究表明，平滑肌细胞胞内 Ca^{2+} 浓度在收缩舒张过程中起着调节信号的作用。[3,115-116]因此，研究柚皮素对原代培养大鼠呼吸道平滑肌细胞胞内 Ca^{2+} 浓度的调控作用很有必要。荧光强度测定结果表明，柚皮素可以降低 CCh 和高浓度 KCl 引起的胞内 Ca^{2+} 浓度增加。同时，BK_{Ca} 通道抑制剂 IbTX 能够抑制柚皮素的调控作用。这些结果与收缩张力测定结果吻合。证明柚皮素对呼吸道平滑肌的舒张作用一致，都是通过激活 BK_{Ca} 通道，诱导细胞膜超极化，减少胞内 Ca^{2+} 浓度而实现的。

综上所述，本节首次证明柚皮素能对 CCh 诱导的大鼠呼吸道平滑肌张力收缩产生舒张作用。通过激活 BK_{Ca} 通道引起细胞膜超极化，减少胞内 Ca^{2+} 浓度，进而引起呼吸道平滑肌舒张。这表明柚皮素可以为 CVA 疾病治疗提供策略。

柚皮素舒张呼吸道平滑肌作用机制如图 1 – 12 所示。

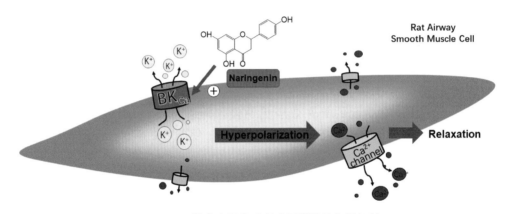

图 1 – 12　柚皮素舒张呼吸道平滑肌的作用机制

柚皮素通过激活 BK_{Ca} 通道，诱导细胞膜超极化，减少胞内 Ca^{2+} 浓度，达到呼吸道平滑肌舒张效应。

第三节　柚皮素对呼吸道浆液分泌的调控机制研究

本团队前期研究表明：柚皮素具有显著的化痰作用，我们已经研究了其对黏液分泌调控的机制。柚皮素能显著抑制 LPS 诱导的大鼠气道黏蛋白 MUC5AC 的合成与分泌以及气道上皮杯状细胞的增生；还能显著抑制 EGF 诱导的 A549 与 NCI-H292 细胞黏蛋白高分泌，这种抑制作用是通过抑制 MAPKs/AP-1 与 IKKs/IkB/NF-κB 信号通路的协同作用来实现的。但化痰作用包括黏液分泌调控和浆液分泌调控两个方面。柚皮素对浆液分泌的调控作用及其机制还是一个空白点。本节实验正是针对这一问题而展开的。

柴油颗粒物（diesel particulate matter，DPM）作为 PM 2.5的主要来源，是对呼吸系产生危害的主要物质。本团队选用 NIST 生产的 DPM 标准品模仿环境 PM 2.5，DPM 标准品成分清楚，含量稳定，便于实验重复。

本节通过细胞、组织及动物模型，从呼吸道浆液分泌、离子转运及上皮离子水分转运通路表达三个方面，深入探讨柚皮素在 LPS 及 DPM 诱导下对呼吸道上皮浆液分泌的调控作用及机制；填补了国内外有关柚皮素调控呼吸道浆液分泌机制研究的空白，对新药研发及相关疾病的治疗具有积极意义。

【实验材料】

（一）试剂与材料

试剂与材料如表1-4所示。

表1-4　试剂与材料

名称	备注	来源
柚皮素	Naringenin，货号：N5893	Sigma-Aldrich（St. Louis，USA）
脂多糖	LPS，货号：L6529	Sigma-Aldrich（St. Louis，USA）
Roflumilast	罗氟司特，货号：SML1099	Sigma-Aldrich（St. Louis，USA）
4-［［4-Oxo-2-thioxo-3-［3-trifluoromethyl）phenyl］-5-thiazolidinylidene］methyl］benzoic acid	$CFTR_{inh-172}$，货号：C2992	Sigma-Aldrich（St. Louis，USA）
diphenylamine-2-carboxylic acid	DPC，货号：144509	Sigma-Aldrich（St. Louis，USA）
4，4′-diisothiocyanatostilbene-2，2′-disulfonic acid	DIDS，货号：D3514	Sigma-Aldrich（St. Louis，USA）
3-isobutyl-1-methylxanthine	IBMX，货号：I5879	Sigma-Aldrich（St. Louis，USA）
N-(cis-2-phenyl-cyclopentyl)azacyclotridecan-2-imine-hydro-chloride	MDL-12330A	Sigma-Aldrich（St. Louis，USA）
Diesel particulate matter	DPM，柴油颗粒物标准品，货号：2975	NIST（Gaithersburg，MD，USA）
NaCl 等化学试剂	分析纯	广州化学试剂厂
Hank's balanced salt solution	HBSS 溶液	HyClone（USA）

续上表

名称	备注	来源
Dulbecco's modified eagle's medium/F12	DMEM/F12	Gibco（USA）
Keratinocyte serum free medium	K-SFM	Gibco（USA）
fetal bovine serum	FBS，胎牛血清	HyClone（Australian）
penicillin-streptomycin solution	双抗	HyClone（USA）
anti-α-SMA antibody	抗α－平滑肌肌动蛋白抗体	BOSTER（Wuhan，China）
keratin（27/28）antibody	角蛋白（27/28）抗体	SANTA CRUZ Biotechnology（Dallas，USA）
anti-mouse IgG Cy3-conjugated antibody	抗小鼠 IgG Cy3 结合的抗体	Jackson Immuno Research（USA）
anti-goat IgG FITC-conjugated antibody	抗山羊 IgG FITC 标记的抗体	EARTHOX（USA）
MTS 试剂	CellTiter 96® AQueous One Solution Cell Proliferation Assay	Promega（USA）
Mouse/Rat cAMP Assay Kit	小鼠/大鼠 cAMP 测定试剂盒，货号：KGE012B	R&D systems（USA）
cAMP Parameter Assay Kit	人 cAMP 测定试剂盒，货号：SKGE002B	R&D systems（USA）
BCA Protein Assay Kit	BCA 蛋白质测定试剂盒	Beyotime（China）
RNAiso Plus	总 RNA 提取试剂盒	TaKaRa（Japan）
反转录试剂盒	GoScript™ Reverse Transcription System	Promega，（USA）
qPCR 试剂盒	GoTaq® qPCR Master Mix	Promega，（USA）
Lysis buffer	裂解液，货号：IS007	Beyotime（China）
Human CFTR C-Terminus Antibody	CFTR 蛋白抗体，货号：MAB25031	R&D systems（USA）
Transwell 小室	12mm diameter inserts, 0.4 μm pore size, polycarbonate membrane	Corning（NY，USA）

柚皮素、脂多糖、Roflumilast、$CFTR_{inh-172}$、DPC、DIDS、IBMX、MDL-12330A 溶于二甲基亚砜（DMSO）中，加药时保持 DMSO 终浓度为 0.1%，以保证 DMSO 对呼吸道上皮短路电流测定和通道表达无影响。

（二）溶液配制

1. Krebs-Henseleit solution（K-H 溶液）配制

按表 1 - 2 配制 K-H 溶液，用 HCl 及 NaOH 调节溶液 pH 至 7.4，于 4 ℃保存。使用时向溶液中不断通入 5% CO_2 和 95% O_2 混合气体，同时水浴加热至 37 ℃，以模仿机体正常生理环境。

2. HCO_3^- free Krebs-Henseleit solution（无 HCO_3^- 的 K-H 溶液）配制

按表 1 - 2 配制，将 HCO_3^- 替换为 HEPES，调节 pH 至 7.4，4 ℃保存，使用时通入 100% O_2，水浴加热至 37 ℃。

3. Cl^- free Krebs-Henseleit solution（无 Cl^- 的 K-H 溶液）配置

按表 1 - 2 配制，将 Cl^- 替换为相应葡萄糖酸盐，调节 pH 至 7.4，4 ℃保存，使用时通入 5% CO_2 和 95% O_2 混合气体，水浴加热至 37 ℃。

（三）实验动物

SD 大鼠：体重 100 ~ 200 g，雌雄各半，购自广东省医学实验动物中心；用于短路电流、原代上皮细胞培养、cAMP 含量测定实验。大鼠饲养于中山大学南校区时珍堂 SPF 级动物房。饲养条件：12 小时日夜交替，温度 21 ℃，湿度 60%，自由采食。实验遵循《中山大学生命科学学院实验动物伦理委员会章程》，实验过程尽量减少动物疼痛。

BALB/c 小鼠：体重 20 g 左右，雄性，购自广东省医学实验动物中心（广州，中国）；用于 DPM 诱导浆液分泌动物模型。小鼠饲养于中山大学南校区时珍堂动物房。饲养条件：12 小时日夜交替，温度 21 ℃，湿度 60%，自由采食。实验遵循《中山大学生命科学学院实验动物伦理委员会章程》，实验过程尽量减少动物疼痛。

【实验部分】

（一）急性分离大鼠气管

使用二氧化碳将大鼠窒息后，沿颈部正中线剪开组织暴露气管；使用眼科剪和眼科镊钝性分离气管组织于 K-H 溶液中；在解剖显微镜下，使用维纳斯剪修剪气管外侧粘连的结缔组织与微血管；将光滑的气管从中间剪断一分为二，每段长 2～3 mm，浸泡在通有 5% CO_2 和 95% O_2 混合气体的 H-K 溶液中，备用。

（二）细胞培养

1. Calu-3 细胞培养

Calu-3 细胞（人肺腺癌上皮细胞）由香港中文大学 Wing-Hung Ko 博士提供。细胞使用 DMEM/F12 培养基培养，其中含 10% FBS 和 100 U/mL 双抗，于细胞培养箱中充入 5% CO_2，37 ℃恒温培养。

2. 大鼠呼吸道原代上皮细胞培养

急性分离的大鼠气管经修剪后置于 HBSS 溶液中润洗 3 遍；将其浸泡于 trypsin-EDTA 溶液（0.25%）中 4 ℃消化 16 小时；充分振荡后，使其内径上皮细胞脱落；将分离的细胞收集并重悬在 K-SFM 培养基中，加入 10% FBS 和 100 U/mL 双抗；于细胞培养箱中充入 5% CO_2，37 ℃恒温培养。

（三）原代培养大鼠呼吸道上皮细胞免疫荧光鉴定

采用免疫荧光技术，鉴定原代培养细胞为上皮细胞，具体操作如下：将大鼠原代培养呼吸道上皮细胞培养在经鼠尾胶原包被的细胞爬片上，于 37 ℃、5% CO_2 培养 3 天；用 PBS 润洗 3 遍；在室温下用 4% 多聚甲醛将细胞固定 15 min；PBS 润洗 3 遍，每次 5 min；0.3% Triton 与 5% BSA 混合溶液封闭细胞（25 ℃，1 小时）；PBS 润洗 3 遍，每次 5 min，分别在室温下孵育 anti-α-SMA antibody 及 keratin（27/28）antibody，2 小时；PBS 润洗 3 遍，摇床 50～60 r/min，每次 5 min；分别将细胞与 anti-mouse IgG Cy3-conjugated antibody 孵育，以标记平滑肌肌动蛋白；与 anti-goat IgG FITC-conjugated antibody 孵育，以标记角蛋白；PBS 洗 4 次，摇床 50～60 r/min，每次 5 min；用 DAPI（Cell Signaling Technology，USA）标记细胞核；使用荧光显微镜（Olympus IX83）观察荧光。

（四）短路电流的测量

短路电流（I_{sc}）是指穿过上皮并使得跨上皮电压降为零的电流，是对所有类型上皮组织离子转运研究的有效方法之一，实验中常用以下方法测量短路电流值：①直接测定法，直接测量上皮细胞基础 I_{SC} 值，用作参数对照；同时可以考察药物对上皮细胞离子转运的影响，判断量效依赖关系。②离子替代法，替换 K-H 溶液部分离子成分后测定 I_{SC} 值变化，推测药物调控转运离子成分构成。③阻断剂法，使用通道阻断剂抑制该通道离子转运活性，观察药物对该通路影响，筛选上皮细胞离子转运通路。④打孔法，使用通透剂破坏一端细胞膜结构，影响其通透性，检测另一端单层膜 I_{SC} 值，结合其他方法，推测药品对该层膜离子转运的作用机制。

本节结合前 3 种方法，测定柚皮素对呼吸道上皮离子转运的影响，具体操作如下：将 U 形管连接电流/电压钳制放大器（VCC MC6，Physiologic instrument，San Diego，CA），通过信号收集与分析系统（BL-420E，Chengdu Techman Software Co. Ltd.）连入电脑；U 形管中灌入 K-H 溶液，并通入气体。调节放大倍数：气道组织放大 10 倍；气道上皮细胞放大 100 倍。调节电极溶液补偿旋钮，消除两电压电极的电位差和溶液电阻。将样品安装于夹片中，固定在 U 形管内：气管组织直接安装于夹片中，小孔面积 0.03 cm^2；上皮细胞培养 transwell inserts（0.4 μm pore size，12 mm diameter）上，安装于夹片中，小孔面积 0.03 cm^2。调节跨上皮电势差至 0 mV；测定总电阻值判断组织完整性；测定 I_{SC} 值，待电流处于平稳状态时记录 I_{SC} 变化值。计算加药前后单位面积短路电流的变化值（$\Delta I_{SC}/0.03 \ cm^2$，单位：μA/cm^2）。

（五）　MTT/MTS 试验测定细胞存活率

采用 MTT 与 MTS 试剂，考察药品对细胞存活率的影响，以确定给药浓度。MTT 试验用于加入药物对检测不产生影响的实验组中，如柚皮素、LPS 组等；而当造模药物为 DPM 时，因为其浓度对吸光度有较大影响，故需采用 MTS 试验考察细胞存活率。具体操作如下：将 Calu-3 细胞培养在 96 孔板中，待生长密度至 50% 左右即可实验；加入测试药物孵育一定时间；配制 MTT 溶液（PBS 溶解 MTT，5 mg/mL）；每孔加入 20 μL MTT 溶液；37 ℃，避光静置 4 小时；弃去孔内液体，每孔加入 200 μL DMSO；待其全部溶解后，测定 570 nm 吸光度；若给药组含有 DPM，则使用 MTS 试剂，测定 490 nm 吸光度；同一组内，一半加入 MTS 试剂，另一半不加，以去除背景 DPM 对吸光度的影响；每组计算平均值，与 Control 组比较，判断细胞生长活性。

（六）　细胞内 cAMP 浓度的测定

采用 Elisa 技术，考察柚皮素对呼吸道上皮细胞胞内 cAMP 浓度的影响，以此验证柚皮素对离子转运通路调控的作用机制。若测定完整气道组织中 cAMP 浓度，可能同时检测到除上皮细胞外其他细胞的 cAMP，影响实验的准确性。因此，采用原代培养大鼠呼吸道上皮细胞测定胞内 cAMP 浓度，并用 Calu-3 细胞验证实验结果。具体操作如下：将原代培养大鼠呼吸道上皮细胞与 Calu-3 细胞分别培养在 6 孔板中，待融合程度约为 100% 开始实验；[117] 6 孔板中加入不同药物，孵育 20～30 min；PBS 润洗 3 遍；分别使用小鼠/大鼠 cAMP 测定试剂盒检测原代培养大鼠呼吸道上皮细胞胞内 cAMP 浓度；人 cAMP 测定试剂盒检测 Calu-3 细胞胞内 cAMP 浓度；BCA 蛋白质测定试剂盒测定总蛋白含量（浓度单位：pmol/mg protein）。

（七）BALB/c 小鼠肺部 DPM 滴注

采用 DPM 致小鼠呼吸道浆液分泌模型，运用小鼠气道滴注技术，考察柚皮素在 DPM 刺激下对 BALB/c 小鼠呼吸道浆液蛋白分泌、黏蛋白 MUC5AC 含量、肺干湿比和 CFTR、AQP1、AQP5 mRNA 及蛋白质表达的调控作用。具体操作如下：小鼠随机分成几组（空白对照组、DPM 造模组、DPM + 柚皮素组、DPM + 罗氟司特组），每组 6 只；各组小鼠分别灌胃给药，空白对照组、DPM 造模组灌胃给予等体积生理盐水；灌胃 1 小时后，腹腔注射 10% 水合氯醛，将小鼠麻醉，45°角仰卧于斜架上；使用压舌片将小鼠口腔打开，找到声门处，采用特制微量进样注射器经声门插入气管至肺部，滴注 DPM（0.5 mg/只）；保持 1～2 min，使 DPM 均匀扩散；滴注造模后仍连续灌胃给药 3 天，每天 1 次，于实验第 4 天给药 1 小时后脱颈处死小鼠；手术分离气道，结扎左肺，生理盐水灌洗右肺，灌洗 3 次，每次 0.3 mL，灌洗液置于 -80 ℃保存；分离肺组织，将左右肺叶分别剪下保存于 -80 ℃，未灌洗左肺用于 mRNA、蛋白质提取及肺干湿重比分析。

（八）肺组织干湿比的测定

使用万分之一天平，测定烘干前后 BALB/c 小鼠部分未灌洗左肺重量，考察柚皮素在 DPM 刺激下对 BALB/c 小鼠呼吸道浆液分泌量的影响。具体操作如下：精密称量未灌洗的小鼠肺组织；90 ℃恒温干燥至组织重量不变；精密称量烘干的小鼠肺组织重量；根据肺组织净干重与净湿重，计算肺组织干湿比。

（九）RNA 提取与反转录

使用 RNAiso Plus 试剂，提取 Calu-3 细胞和 BALB/c 小鼠肺部总 RNA，使用反转录试剂盒将提取的总 RNA 反转录为 cDNA，考察柚皮素在 LPS 及 DPM 刺激下对细胞及组织离子和水分转运通路表达的调控作用，验证柚皮素作用机制。

1. Calu-3 细胞总 RNA 提取方法

Calu-3 细胞在 6 孔板中培养，待融合程度约为 100%，加入测试药物孵育一定时间；PBS 润洗 3 遍；加入 RNAiso Plus 试剂裂解细胞提取 RNA；加入氯仿抽提细胞 RNA；离心取上清，加等量异丙醇沉淀 RNA；75% 乙醇（DEPC 处理水配制）润洗 RNA；RNase-free 水溶解 RNA，-80 ℃保存；使用超微量紫外/可见光分光光度计（nanodrop 2000c）测定提取 RNA 纯度及浓度；按反转录试剂盒说明书，根据样品 RNA 浓度配置反转录试剂；使用梯度 PCR 仪（ABI Veriti）扩增 cDNA，－20 ℃保存。

2. BALB/c 小鼠肺部总 RNA 提取方法

取一定量未灌洗的左肺组织，在滤纸上将表面血液擦拭干净；在 RNAiso Plus 试剂中剪碎，静置 30 min，使组织充分裂解；加入氯仿抽提细胞 RNA；离心取上清，加等量异丙醇沉淀 RNA；75% 乙醇（DEPC 处理水配制）润洗 RNA；RNase-free 水溶解 RNA，－80 ℃保存；使用超微量紫外/可见光分光光度计（nanodrop 2000c）测定提取 RNA 纯度及浓度；按反转录试剂盒说明书，根据样品 RNA 浓度配置反转录试剂；使用梯度 PCR 仪（ABI Veriti）扩增 cDNA，－20 ℃保存。

（十）实时定量 RT-PCR 检测基因表达

使用 qPCR 试剂盒，采用 qRT-PCR 技术，考察柚皮素在 LPS 及 DPM 刺激下对细胞及组织 CFTR、AQP1、AQP5 mRNA 表达的调控作用，验证柚皮素作用机制。引物由上海捷瑞生物工程有限公司合成。合成的引物序列如表 1－5 所示。具体操作如下：按 qPCR 试剂盒说明书配制反应液，加入 384 孔板中；用罗氏 RT-PCR 仪（Roche LightCycle 480 System）检测反应，扩增条件为 1 个循环：95 ℃ 10 min；45 个循环：95 ℃ 10 s，60 ℃ 20 s，72 ℃ 20 s；1 个循环：95 ℃ 5 s，65 ℃ 60 s，97 ℃ 30 s；1 个循环：40 ℃ 30 s；每份样品平行做 3 次重复，当三者间 Ct 值偏差小于 1 时认为数据可信，采用三者平均值作为该样品数据。实验采用相对定量方法考察 mRNA 表达变化。Calu-3 细胞使用 β-actin 作为内参，BALB/c 小鼠使用 GAPDH 作为内参。通过内参标准化数据，并与对照组相比较，最终结果以对照组的百分比表示。

表 1－5　合成引物序列

Calu-3 细胞引物	β-actin	forward	5′-CCT/GTA/CGC/CAA/CAC/AGT/GC-3′
		reverse	5′-ATA/CTC/CTG/CTT/GCT/GAT/CC-3′
	CFTR	forward	5′-AAG/CTG/TCA/AGC/CGT/GTT/CT-3′
		reverse	5′-GAT/TAG/CCC/CAT/GAG/GAG/TG-3′
	AQP1	forward	5′-GGT/GGG/GAA/CAA/CCA/GAC/G-3′
		reverse	5′-TAC/ATG/AGG/GCA/CGG/AAG/ATG-3′
	AQP5	forward	5′-GGT/GTG/CTC/CGT/GGC/CTT/CCT-3′
		reverse	5′-CTT/CCG/CTC/TTC/CCG/CTG/CTC-3′

续上表

BALB/c 小鼠引物	GAPDH	forward	5'-ACC/CAG/AAG/ACT/GTG/GAT/GG-3'
		reverse	5'-CAC/ATT/GGG/GGT/AGG/AAC/AC-3'
	CFTR	forward	5'-GGA/TGC/TGA/GGA/AGC/AAC/TC-3'
		reverse	5'-CCA/GCC/TGG/AAC/TCT/CTT/TG-3'
	AQP1	forward	5'-CGC/CAC/GGC/CAT/TCT/C-3'
		reverse	5'-TTG/CGG/CCA/AGT/GAA/TTG -3'
	AQP5	forward	5'-CCC/AGC/CCG/ATC/TTT/CG-3'
		reverse	5'-TCC/TAC/CCA/GAA/GAC/CCA/GTG/A-3'

(十一) 蛋白质提取

采用反复冻融与超声法裂解 Calu-3 细胞,组织裂解液与研磨法裂解 BALB/c 小鼠肺组织,提取细胞及组织总蛋白,考察柚皮素在 LPS 及 DPM 的刺激下对细胞及组织 CFTR、AQP1、AQP5 通道蛋白表达的调控作用,验证柚皮素作用机制。

1. Calu-3 细胞总蛋白提取方法

将 Calu-3 细胞培养于 6 孔板中,待融合程度约为 100% 时开始实验;加入测试药物孵育一定时间;PBS 润洗 3 遍;使用胰酶消化细胞;收集悬浮的细胞,经 PBS润洗 3 遍后重悬;置于 -80 ℃ 冰箱反复冻融;超声破碎至溶液澄清。保存于-80 ℃ 冰箱;使用前在室温下溶解,离心取上清检测。

2. BALB/c 小鼠肺部总蛋白提取方法

取一定量未灌洗的左肺组织,在滤纸上将表面血液擦拭干净;按 20 mg/400 μL比例加入裂解液;在组织匀浆器中研磨至无明显组织块;保存于 -80 ℃ 冰箱;使用前在室温下溶解,离心取上清检测。

(十二) 总蛋白浓度测定

使用 BCA 蛋白浓度测定试剂盒测定提取的细胞组织总蛋白浓度、小鼠肺泡灌洗液总蛋白浓度、Transwell 分泌液总蛋白含量,为 CFTR、AQP1、AQP5 蛋白及 cAMP 含量测定提供参考;考察柚皮素在 DPM 刺激下对 BALB/c 小鼠呼吸道浆液蛋白分泌的调控作用;考察柚皮素在 LPS 及 DPM 刺激下对蛋白分泌的调控作用。具体操作如下:配制 0.5 mg/mL 蛋白标准液,按浓度梯度加入 96 孔板中,每孔20 μL;根据样品数量配置 BCA 工作液;将裂解提取的蛋白溶液 4 ℃ 离心取上清,加入 96 孔板,每孔 20 μL;各孔加入 200 μL BCA 工作液,37 ℃ 放置 20 ~ 30 min;562 nm 处测定吸光度;根据标准曲线与使用的样品体积计算出样品的蛋白浓度。

（十三）蛋白含量测定

1. CFTR、AQP1、AQP5 蛋白含量测定

采用 Elisa 技术，考察柚皮素在 LPS 及 DPM 的刺激下对细胞及组织 CFTR、AQP1、AQP5 蛋白表达的调控作用，验证柚皮素作用机制。Elisa 试剂盒购于优尔生。人 CFTR 检测试剂盒（货号：SEC425Hu）；小鼠 CFTR 检测试剂盒（SEC425Mu）；人 AQP1 检测试剂盒（货号：SEA579Hu）；小鼠 AQP1 检测试剂盒（货号：SEA579Mu）；人 AQP5 检测试剂盒（货号：SEA583Hu）；小鼠 AQP5 检测试剂盒（货号：SEA583Mu）。具体操作如下：将裂解提取的蛋白溶液 4 ℃离心取上清，加入酶标板中，每孔 100 μL，37 ℃孵育 2 小时；每孔加入 100 μL 检测溶液 A，37 ℃孵育 1 小时；加入洗液润洗 3 遍；每孔加入 100 μL 检测溶液 B，37 ℃孵育 30 min；加入洗液，润洗 5 遍；每孔加入 90 μL 底物溶液，37 ℃孵育 15～25 min；每孔加入 50 μL 终止液；450 nm 处测定吸光度；根据标准曲线与使用的样品体积计算出样品的蛋白浓度。

2. MUC5AC 蛋白含量测定

采用 DPM 致小鼠呼吸道浆液分泌模型，运用 Elisa 技术，考察柚皮素在 DPM 刺激下对 BALB/c 小鼠呼吸道黏蛋白 MUC5AC 分泌的调控作用。Elisa 试剂盒购于优尔生。人 MUC5AC 检测试剂盒（货号：SEA756Hu）。具体操作如下：将裂解提取的蛋白溶液 4 ℃离心取上清，加入酶标板中，每孔 100 μL，37 ℃孵育 2 小时；每孔加入 100 μL 检测溶液 A，37 ℃孵育 1 小时；加入洗液润洗 3 遍；每孔加入 100 μL 检测溶液 B，37 ℃孵育 30 min；加入洗液润洗 5 遍；每孔加入 90 μL 底物溶液，37 ℃孵育 15～25 min；每孔加入 50 μL 终止液；450 nm 处测定吸光度；根据标准曲线与使用的样品体积计算出样品的蛋白浓度。

（十四）CFTR 蛋白免疫荧光分析

采用免疫荧光技术，考察 Calu-3 细胞膜表面 CFTR 通道表达水平，判断药物对细胞膜上 CFTR 通道表达的影响。具体操作如下：将 Calu-3 细胞培养在细胞爬片上，于 DMEM/F12 培养基中培养，生长密度至 50%左右即可开始实验；加入测试药物孵育一定时间；在室温下用 4% 多聚甲醛将细胞固定 15 min；PBS 润洗 3 遍，每次 5 min；5% BSA 溶液，25 ℃静置封闭 1 小时；细胞经 PBS 润洗 3 次后，在室温下孵育 Human CFTR C-Terminus Antibody，2 小时；PBS 润洗 3 遍，摇床 50～60 r/min，每次 5 min；将细胞与 anti-mouse IgG Cy3-conjugated antibody 孵育；PBS 洗 4 次，摇床 50～60 r/min，每次 5 min；DAPI 复染细胞核，室温 10 min；荧光显微镜（Olympus IX83）观察荧光并拍照，玻片 4 ℃保存；每组细胞与自身 DAPI 荧光

强度对比，计算 Cy3 荧光相对强度。

（十五）Transwell 测定

1. Transwell 测定上皮细胞浆液分泌体积

采用 Transwell 小室，运用气液分界培养技术，考察柚皮素在 LPS 及 DPM 刺激下对 Calu-3 细胞浆液分泌体积的调控作用。具体操作如下：将 Calu-3 细胞培养在 Transwell 小室内孔中，内外孔均加入 DMEM/F12 培养基，待细胞生长至融合程度为 100%，产生紧密连接；测定跨细胞电阻值，判断细胞间连接状态，当跨细胞电阻大于 300 Ω 时进行以下步骤：弃去内孔液体，进行气液分界培养；待细胞气液分界培养产生极性，向外孔培养基加入测试药物孵育一定时间；若使用 DPM 造模，则使用注射器将一定量 DPM 喷洒在内孔细胞表面，刺激一定时间；使用微量移液器吸取测量内孔细胞表面分泌的液体体积；使用超纯水 140 μL，分 3 次润洗内孔，每次分别为 40 μL、40 μL、60 μL；与收集的分泌液体混合，补充超纯水至总体积为 160 μL；4 ℃ 13000 g 离心 15 r/min；上清用于检测 Na^+、Cl^-、溶菌酶及总蛋白浓度。

2. Transwell 测定上皮细胞浆液分泌 Na^+ 浓度

采用 Transwell 小室及 Na^+ 检测试剂盒（货号：C002，南京建成），运用气液分界培养技术，考察柚皮素在 LPS 及 DPM 刺激下对 Calu-3 细胞 Na^+ 分泌跨膜转运的调控作用。具体操作如下：配制梯度 Na^+ 标准品；加入促进剂以形成浊度；加入乙醇稀释液；混匀后于 620 nm 处测定吸光度；根据标准曲线与使用的样品体积计算样品中 Na^+ 浓度。

3. Transwell 测定上皮细胞浆液分泌 Cl^- 浓度

采用 Transwell 小室及 Cl^- 检测试剂盒（货号：C003-2，南京建成），运用气液分界培养技术，考察柚皮素在 LPS 及 DPM 刺激下对 Calu-3 细胞 Cl^- 分泌跨膜转运的调控作用。具体操作如下：配制梯度 Cl^- 标准品；于 96 孔板中加入 10 μL 标准品及待测样品；混匀放置 5～10 min，于 480 nm 处测定吸光度；根据标准曲线与使用的样品体积计算样品中 Cl^- 浓度。

4. Transwell 测定上皮细胞浆液分泌溶菌酶浓度

采用 Transwell 小室及检测试剂盒（货号：A050-1，南京建成），运用气液分界培养技术，考察柚皮素在 LPS 及 DPM 的刺激下对 Calu-3 细胞溶菌酶分泌的调控作用。具体操作如下：配制梯度溶菌酶标准应用液；将配制好的应用菌液与溶菌酶标准应用液和待测样品分别混合，37 ℃ 孵育 15 min；0 ℃ 孵育 3 min；混匀后于 530 nm

处测定透光度；根据标准曲线与使用的样品体积计算出样品中的溶菌酶浓度。

5. Transwell 测定上皮细胞浆液分泌蛋白浓度

采用 Transwell 小室及 BCA 蛋白浓度测定试剂盒，运用气液分界培养技术，考察柚皮素在 LPS 及 DPM 的刺激下对 Calu-3 细胞蛋白质分泌的调控作用。具体操作见总蛋白浓度测定部分。

（十六）数据分析

使用 Excel 2013 及 Origin 8 进行统计分析，使用 t 检验评估数据显著性差异，当 $P < 0.05$ 时认为数据具有统计学差异。

【实验结果】

（一）柚皮素对呼吸道浆液分泌的调控机制

实验采用 Calu-3 细胞、原代培养大鼠呼吸道上皮细胞、大鼠急性分离气道组织，运用 MTT 技术、气液分界培养技术、短路电流技术、Elisa 技术，从细胞及组织两个层面考察柚皮素对呼吸道上皮浆液分泌的调控作用及机制。

1. 柚皮素对呼吸道上皮细胞活性的影响

采用 Calu-3 细胞，运用 MTT 技术，考察柚皮素对呼吸道上皮细胞活性的影响。结果表明：给药 24 h 后，柚皮素高剂量（100 μmol/L）能够升高 Calu-3 细胞活性，而其他剂量柚皮素对 Calu-3 细胞活性无显著影响（图 1 – 13）。说明高剂量柚皮素对细胞具有一定保护作用，其他剂量柚皮素对细胞存活率无影响。

2. 柚皮素对呼吸道上皮细胞浆液分泌体积的影响

采用 Calu-3 细胞，运用气液分界培养技术，考察柚皮素对呼吸道上皮细胞浆液分泌液体体积的影响。结果表明：给药 24 h 后，柚皮素高剂量（100 μmol/L）能够显著增加呼吸道上皮细胞浆液分泌液体体积，而且促分泌过程在 25 ～ 100 μmol/L 浓度范围内呈现剂量依赖关系（图 1 – 14）。说明柚皮素能够增加呼吸道上皮细胞浆液分泌液体体积。

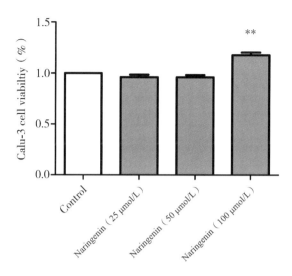

图 1 - 13 柚皮素对 Calu-3 细胞活性的影响

给药 24 小时后，柚皮素高剂量（100 μmol/L）能够升高 Calu-3 细胞活性，而其他剂量柚皮素对细胞活性无显著影响。与 Control 组比较：** $P < 0.01$。

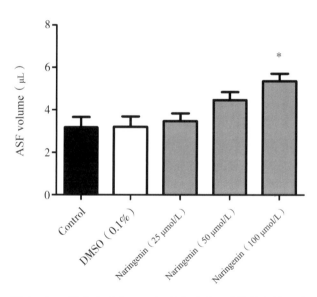

图 1 - 14 柚皮素对 Calu-3 细胞浆液分泌液体体积的影响

给药 24 小时后，柚皮素高剂量（100 μmol/L）能够显著增加 Calu-3 细胞浆液分泌液体体积，而其他剂量柚皮素对细胞浆液分泌体积无显著影响。与 Control 组比较：* $P < 0.05$。

3. 柚皮素对呼吸道上皮细胞浆液分泌 Cl⁻、Na⁺ 浓度的影响

采用 Calu-3 细胞，运用气液分界培养技术，考察柚皮素对呼吸道上皮细胞浆液分泌 Cl⁻、Na⁺ 浓度的影响。结果表明：给药 24 小时后，柚皮素能够在 25 ～ 100

$\mu mol/L$ 浓度范围内，剂量依赖性地升高浆液分泌中 Cl^- 浓度，在 50 $\mu mol/L$ 和 100 $\mu mol/L$ 时差异显著（图 1-15）；柚皮素能够升高浆液分泌 Na^+ 浓度，在高剂量（100 $\mu mol/L$）时差异显著（图 1-16）。说明柚皮素能够增加 Cl^-、Na^+ 分泌，调控呼吸道上皮细胞浆液分泌。

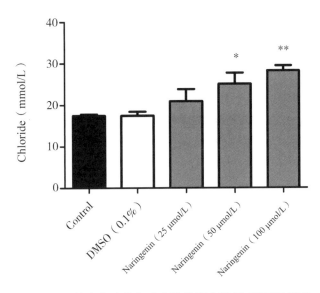

图 1-15 柚皮素对 Calu-3 细胞浆液分泌 Cl^- 浓度的影响

给药 24 小时后，50 $\mu mol/L$ 及 100 $\mu mol/L$ 柚皮素显著增加 Calu-3 细胞浆液分泌 Cl^- 浓度。与 Control 组比较：* $P < 0.05$，** $P < 0.01$。

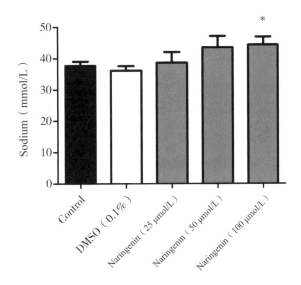

图 1-16 柚皮素对 Calu-3 细胞浆液分泌 Na^+ 浓度的影响

给药 24 小时后，100 $\mu mol/L$ 柚皮素显著增加 Calu-3 细胞浆液分泌 Na^+ 浓度。与 Control 组比较：* $P < 0.05$。

4. 柚皮素对呼吸道上皮细胞浆液分泌溶菌酶、总蛋白浓度的影响

采用 Calu-3 细胞，运用气液分界培养技术，考察柚皮素对呼吸道上皮细胞浆液分泌溶菌酶、总蛋白浓度的影响。结果表明：给药 24 小时后，柚皮素能够在 25～100 μmol/L 浓度范围内剂量依赖性地降低浆液分泌溶菌酶浓度（图 1 – 17）；柚皮素能够在 25～100 μmol/L 浓度范围内剂量依赖性地降低浆液分泌总蛋白浓度（图 1 – 18）。说明柚皮素能够降低溶菌酶、总蛋白分泌，调控呼吸道上皮细胞浆液分泌。

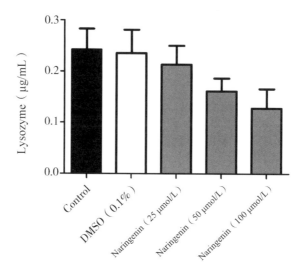

图 1 – 17 柚皮素对 Calu-3 细胞浆液分泌溶菌酶浓度的影响

给药 24 小时后，柚皮素剂量依赖性地降低浆液分泌溶菌酶浓度。

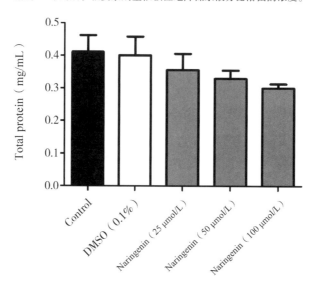

图 1 – 18 柚皮素对 Calu-3 细胞浆液分泌总蛋白浓度的影响

给药 24 小时后，柚皮素剂量依赖性地降低浆液分泌总蛋白浓度。

5. 柚皮素对呼吸道上皮 Cl⁻ 分泌的影响

离子分泌会引起水分定向转运，柚皮素能够增加呼吸道上皮细胞浆液 Cl⁻、Na⁺ 分泌，进一步影响浆液分泌体积及溶菌酶和总蛋白浓度。但柚皮素增加浆液分泌作用是通过增加 Cl⁻ 分泌还是通过增加 Na⁺ 分泌尚不清楚，本实验正是针对此问题而展开的。

本实验采用急性分离的大鼠气道组织，运用短路电流技术，研究了柚皮素对呼吸道浆液分泌跨膜离子转运调控的作用及机制。研究发现：急性分离的大鼠气道组织 I_{SC} 基础值为 $8.86 \pm 0.72\ \mu A/cm^2$。在大鼠气道组织顶膜面加入 $100\ \mu mol/L$ 柚皮素不能引起短路电流变化 [图 1 – 19 （A）]；而在大鼠气道组织基底膜面加入 $100\ \mu mol/L$ 柚皮素则能明显升高短路电流值 [图 1 – 19 （B）]，且在 $10\ \mu mol/L$、$50\ \mu mol/L$、$100\ \mu mol/L$、$150\ \mu mol/L$、$200\ \mu mol/L$ 之间具有剂量依赖关系 [图 1 – 19 （C）]，半数有效剂量（EC_{50}）为 $71.49 \pm 10.76\ \mu mol/L$。测定加入柚皮素前后 K-H 溶液渗透压没有显著性差异，因此判断如图 1 – 19 （C）所示的浓度依赖性结果不是由加入柚皮素后渗透压变化引起的，而是柚皮素产生的促离子转运药效。此连接状态下，短路电流的升高表示阴离子的分泌，或是阳离子的吸收，或是两者相互作用的结果。结合前期柚皮素促进 Cl⁻、Na⁺ 分泌实验结果，分析短路电流图形 [图 1 – 19 （B）]，推测柚皮素升高短路电流值是增加阴离子分泌所致。

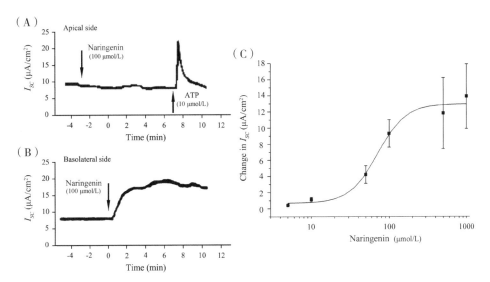

图 1 – 19　柚皮素对大鼠气道组织短路电流变化的影响

（A）大鼠气道组织顶膜面加入 100 μmol/L 柚皮素不能引起短路电流变化，而随后加入的 ATP 能引起短路电流增加，说明组织完好，具有生理功能；（B）大鼠气道组织基底膜面加入 100 μmol/L 柚皮素能显著升高短路电流值；（C）基底膜面加入不同浓度的柚皮素（5～1000 μmol/L）引起剂量依赖性 I_{SC} 反应。

采用急性分离的大鼠气道组织，运用短路电流技术离子替代法，筛选柚皮素介导的转运离子种类。研究发现：替换 K-H 溶液中 HCO_3^- 为 HEPES 后，柚皮素对短路电流的增加仅被抑制 5.12% [图 1 - 20（A）]；替换 K-H 溶液中 Cl^- 为等摩尔葡萄糖酸盐后，柚皮素对短路电流的增加被抑制 91.53%，与正常 K-H 溶液组比较具有显著性差异 [$P < 0.001$，图 1 - 20（B）]；同时替换 K-H 溶液中 HCO_3^- 和 Cl^- 后，柚皮素对短路电流的增加被抑制 98.21%，与正常 K-H 溶液组比较具有显著性差异 [$P < 0.001$，图 1 - 20（C）]。说明柚皮素主要促进大鼠呼吸道上皮 Cl^- 分泌。

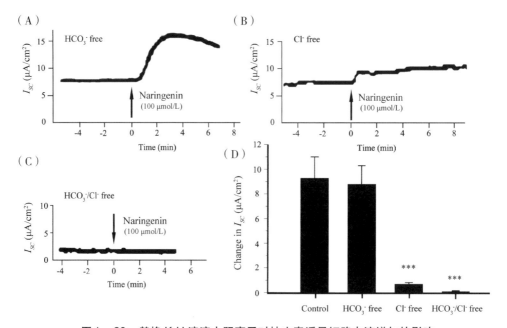

图 1 - 20　替换 K-H 溶液中阴离子对柚皮素诱导短路电流增加的影响

箭头表示柚皮素（100 μmol/L）在不同 K-H 溶液中加入的时间。不同 K-H 溶液中柚皮素对短路电流的改变：（A）无 HCO_3^- 的 K-H 溶液；（B）无 Cl^- 的 K-H 溶液；（C）无 Cl^- 和 HCO_3^- 的 K-H 溶液；（D）比较不同 K-H 溶液中柚皮素对短路电流的影响；与 Control 组比较：*** $P < 0.001$。

考虑到葡萄糖酸替代 Cl^- 实验时，溶液中的 Ca^{2+} 会被葡萄糖酸根螯合，从而影响上皮细胞离子转运。因此，在不含 Cl^- 的 K-H 溶液中加入不同浓度 Ca^{2+}，验证不含 Cl^- 的 K-H 溶液对柚皮素诱导短路电流增加的抑制作用不是因为 Ca^{2+} 浓度减少所致。研究发现：在不含 Cl^- 的 K-H 溶液中分别加入 2.5 mmol/L、3.75 mmol/L、5 mmol/L Ca^{2+}，观察柚皮素诱导短路电流变化，发现不同浓度 Ca^{2+} 对不含 Cl^- 的 K-H 溶液中柚皮素诱导短路电流增加的抑制作用无显著性差异（$P < 0.001$，图 1 - 21）。上述结果表明，Cl^- 替代反应中柚皮素诱导短路电流增加的抑制作用与溶液中 Ca^{2+} 浓度降低无关，而主要是柚皮素促进 Cl^- 分泌的作用所致。

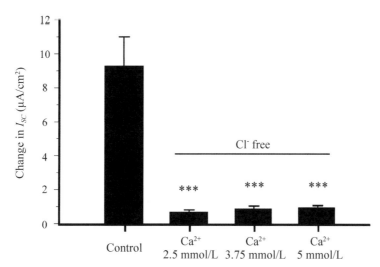

图 1 – 21　不同浓度 Ca^{2+} 对不含 Cl^- 的 K-H 溶液中柚皮素（100 µmol/L）诱导 I_{SC} 增加的抑制作用（与 Control 组比较：*** $P < 0.001$）。

6. 柚皮素调控呼吸道上皮 Cl^- 分泌的通路机制

上述实验结果表明，柚皮素能够增加呼吸道上皮 Cl^- 分泌，本实验则需弄清 Cl^- 分泌是由什么通路介导的。

实验采用急性分离的大鼠气道组织，运用短路电流技术阻断剂法，筛选柚皮素对呼吸道浆液分泌跨膜 Cl^- 转运顶膜面通路。研究发现：当急性分离大鼠气道顶膜面分别加入 1 mmol/L DPC［非选择性 Cl^- 通道阻断剂，如图 1 – 22（A）所示］及 10 µmol/L $CFTR_{ihn-172}$［CFTR 通道抑制剂，如图 1 – 22（B）所示］预处理后，柚皮素在大鼠气道上皮引起的短路电流增加均被完全抑制，随后加入的 ATP（100 µmol/L）仍能引起 I_{SC} 增加，说明组织完好具有生理活性。而 100 µmol/L DIDS（钙离子激活的 Cl^- 通道阻断剂）预处理却只能抑制很小部分柚皮素引起的短路电流增加［图 1 – 22（C）］，随后加入的 $CFTR_{ihn-172}$ 则显著降低 I_{SC}。说明柚皮素诱导的上皮细胞短路电流 Cl^- 分泌在顶膜面主要由 CFTR 通道介导，而不是 CaCC；顶膜面 CFTR 通道将 Cl^- 转运到胞外，引起胞内顶膜附近 Cl^- 浓度的降低，使得底膜面 Cl^- 朝低浓度定向移动。

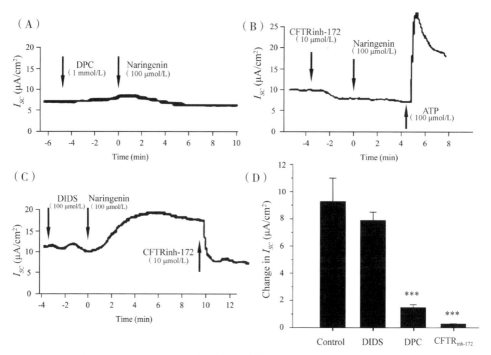

图 1 - 22　不同 Cl⁻ 通道阻断剂对柚皮素诱导 I_{SC} 增加的抑制作用

（A）DPC（1 mmol/L）预处理顶膜面，能够抑制柚皮素（100 μmol/L）诱导的 I_{SC} 增加；（B）CFTR$_{ihn-172}$（10 μmol/L）预处理顶膜面，能够抑制柚皮素（100 μmol/L）诱导的 I_{SC} 增加，随后加入的 ATP（100 μmol/L）仍能引起 I_{SC} 增加；（C）DIDS（100 μmol/L）预处理顶膜面，不能抑制柚皮素（100 μmol/L）诱导的 I_{SC} 增加，随后加入的 CFTR$_{ihn-172}$ 则能降低 I_{SC}；（D）不同 Cl⁻ 通道阻断剂对柚皮素（100 μmol/L）诱导 I_{SC} 增加的抑制作用效果比较。与 Control 组比较：*** $P < 0.001$。

采用急性分离的大鼠气道组织，运用短路电流技术阻断剂法，筛选柚皮素对呼吸道浆液分泌跨膜 Cl⁻ 转运基底膜面通路。研究发现：在急性分离大鼠气道组织基底膜面分别加入 100 μmol/L Bumetanide［NKCC 抑制剂，如图 1 - 23（A）所示］及 100 μmol/L BaCl₂［K⁺ 通道抑制剂，如图 1 - 23（B）所示］，均能完全抑制柚皮素引起的短路电流增加。Bumetanide 能够抑制 97.01%，BaCl₂ 能够抑制 97.96%［图 1 - 23（C）］，说明柚皮素引起的气道上皮 Cl⁻ 分泌，在基底膜面主要由 NKCC 介导，同时有 K⁺ 通道参与。基底膜面 K⁺ 通道将 K⁺ 转运至胞外产生底膜面较低浓度 K⁺，建立电化学梯度，为 Cl⁻ 从顶膜排出提供动力，带动胞外 Cl⁻ 的转入，产生上皮细胞底膜面经 NKCC 介导的 Cl⁻ 吸收。

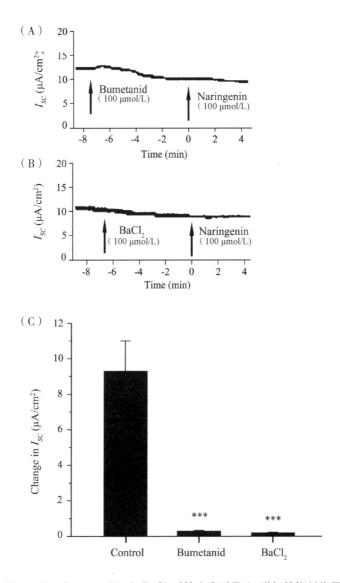

图 1 - 23 Bumetanide 和 BaCl₂ 对柚皮素诱导 I_{SC} 增加的抑制作用

（A）Bumetanide（100 μmol/L）预处理基底膜面，能够抑制柚皮素（100 μmol/L）诱导的 I_{SC} 增加；（B）BaCl₂（100 μmol/L）预处理基底膜面，能够抑制柚皮素（100 μmol/L）诱导的 I_{SC} 增加；（C）Bumetanide 与 BaCl₂ 对柚皮素（100 μmol/L）诱导 I_{SC} 增加的抑制作用效果比较。与 Control 组比较：*** $P < 0.001$。

7. CFTR 通道在柚皮素引起的呼吸道上皮 Cl⁻ 分泌中的作用

上述结果表明，柚皮素能够增加呼吸道上皮 Cl⁻ 经顶膜面 CFTR 和基底膜面 NKCC 通道定向转运分泌。cAMP 介导的 CFTR 活化是一种 I_{SC} 长时程的反应，而柚皮素诱导的 I_{SC} 增加与 cAMP 介导的作用类似。本实验采用急性分离的大鼠气道组织，运用短路电流技术阻断剂法，证实柚皮素对 cAMP 介导 CFTR 活性的调控作用，筛选柚皮素对 CFTR 活性的调控机制。结果表明：10 μmol/L Forskolin（腺苷酸环化酶激动剂）预处理大鼠气道组织，可引起胞内 cAMP 含量升高，进而引起非常大的短路电流，在此基础上加入柚皮素，短路电流没有明显改变［图 1－24（A）］，与对照组相比抑制了 90.23%。当使用 10 μmol/L MDL-12330A（腺苷酸环化酶抑制剂）预处理后，亦可明显抑制柚皮素引起的短路电流增加［图 1－24（B）］，与对照组相比抑制了 97.77%，随后加入的 ATP（100 μmol/L）仍能引起 I_{SC} 增加，说明组织完好且具有生理活性。100 μmol/L IBMX（磷酸二酯酶抑制剂）预处理大鼠气道组织，可引起 cAMP 含量升高，进而引起 I_{SC} 增加，在此基础上加入柚皮素，I_{SC} 仍有显著增加［图 1－24（C）］，与柚皮素诱导的 I_{SC} 增加相比无显著性差异。

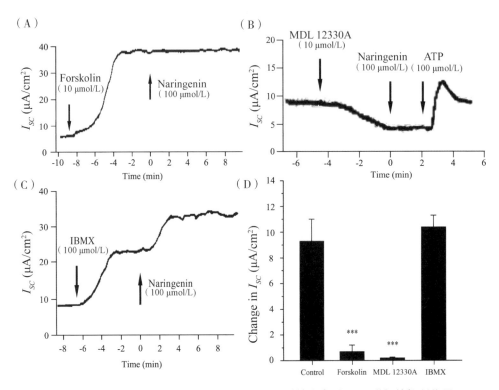

图 1－24　Forskolin、MDL-12330A 与 IBMX 对柚皮素诱导 I_{SC} 增加的抑制作用

（A）Forskolin（10 μmol/L）预处理能够抑制柚皮素（100 μmol/L）诱导的 I_{SC} 增加；（B）MDL-12330A（10 μmol/L）预处理能够抑制柚皮素（100 μmol/L）诱导的 I_{SC} 增加，随后加入的 ATP（100 μmol/L）仍能引起 I_{SC} 增加；（C）IBMX（100 μmol/L）预处理不能抑制柚皮素（100 μmol/L）诱导的 I_{SC} 增加；（D）Forskolin、MDL-12330A 与 IBMX 对柚皮素（100 μmol/L）诱导 I_{SC} 增加的抑制作用效果比较。与 Control 组比较，*** $P < 0.001$。

此外，在柚皮素诱导的 I_{SC} 反应中，Forskolin 与 IBMX 同样能够增加 I_{SC}［图 1－25（A）、图 1－25（C）］。柚皮素预处理后，Forskolin 诱导的 I_{SC} 增加与不经预处理相比显

著减少 [图 1 - 25（B）]，而 IBMX 诱导的 I_{SC} 增加与不经预处理相比无显著性差异 [图 1 - 25（D）]。以上结果表明：cAMP 在介导 Cl⁻ 分泌及顶膜面 CFTR 活性调控方面至关重要。柚皮素主要通过增加腺苷酸环化酶活性而不是直接抑制磷酸二酯酶活性来增加 cAMP 浓度。

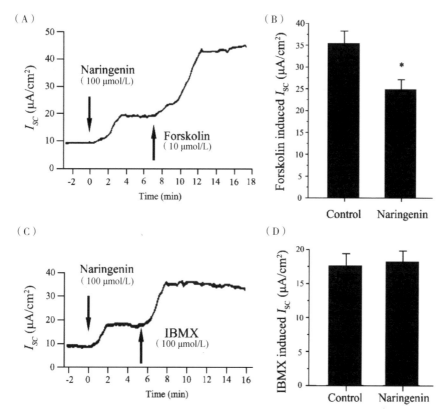

图 1 - 25　柚皮素预处理对 Forskolin、IBMX 诱导 I_{SC} 增加的影响

（A）100 μmol/L 柚皮素预处理组织后，Forskolin（10 μmol/L）仍能引起 I_{SC} 增加；（B）柚皮素预处理后 Forskolin 诱导的 I_{SC} 增加与不经预处理相比有显著性差异；（C）100 μmol/L 柚皮素预处理组织后，IBMX（100 μmol/L）仍能引起 I_{SC} 增加；（D）柚皮素预处理后 IBMX 诱导的 I_{SC} 增加与不经预处理相比无显著性差异。与 Control 组比较：* $P < 0.05$。

　　呼吸道上皮间质细胞能够通过旁分泌机制影响上皮细胞功能，为了排除柚皮素通过间质细胞旁分泌作用影响上皮 Cl⁻ 转运过程的可能性，使用 Calu-3 细胞，运用短路电流技术，考察柚皮素对上皮细胞 Cl⁻ 分泌的直接调控作用。研究表明：与组织短路电流结果一致，柚皮素和 Forskolin 均能引起 Calu-3 细胞 I_{SC} 增加。柚皮素预处理后，Forskolin 仍能引起细胞 I_{SC} 增加 [图 1 - 26（A）]。Forskolin 预处理后，柚皮素则不能引起细胞 I_{SC} 增加 [图 1 - 26（B）]。以上结果表明：柚皮素对大鼠气道组织短路电流的影响不通过间质细胞旁分泌作用介导，而是直接作用在呼吸道上皮细胞诱导 Cl⁻ 分泌。

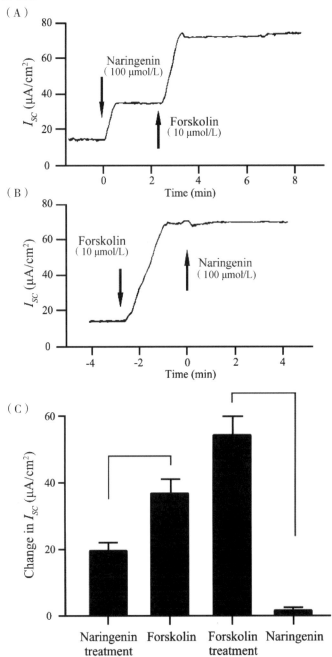

图 1－26　柚皮素和 Forskolin 对 Calu-3 细胞 I_{SC} 变化的影响

（A）柚皮素（100 μmol/L）预处理后，Forskolin（10 μmol/L）仍能引起细胞 I_{SC} 增加；（B）Forskolin（10 μmol/L）预处理后，柚皮素（100 μmol/L）则不能引起细胞 I_{SC} 增加；（C）柚皮素预处理与 Forskolin 预处理 Calu-3 细胞加药 I_{SC} 变化比较。

综上所述，柚皮素能激活顶膜面 CFTR 通道及基底膜面 NKCC 和 K^+ 通道开放，通过经 NKCC 吸收及 CFTR 分泌定向转运 Cl^-，引起 Cl^- 跨上皮分泌，使得短路电流增加，同时胞内 cAMP 浓度调控整个离子转运分泌过程。

8. 柚皮素对呼吸道上皮细胞胞内 cAMP 含量的影响

CFTR 通道活性受胞内 cAMP 浓度影响，柚皮素对呼吸道上皮 Cl^- 分泌由 CFTR 介导，因此胞内 cAMP 浓度是柚皮素调控作用的关键。实验采用原代培养大鼠呼吸道上皮细胞和 Calu-3 细胞，运用原代细胞培养技术、免疫荧光鉴定技术、Elisa 技术，考察柚皮素对呼吸道上皮细胞胞内 cAMP 浓度的影响，探讨柚皮素调控作用机制。通过免疫荧光技术鉴定培养的细胞为大鼠呼吸道上皮细胞（图 1 - 27）。使用两种细胞研究发现：cAMP 介导的调控通路在柚皮素诱导的 Cl^- 分泌过程中起着重要作用（图 1 - 28）。基础条件（0.1% DMSO 刺激）下，原代培养大鼠呼吸道上皮细胞胞内 cAMP 浓度为 5.29 ± 3.74 pmol/mg protein；Calu-3 细胞胞内 cAMP 浓度为 15.09 ± 3.12 pmol/mg protein。当加入 100 μmol/L 柚皮素后，原代培养大鼠呼吸道上皮细胞胞内 cAMP 浓度上升至 34.55 ± 7.49 pmol/mg protein；Calu-3 细胞胞内 cAMP 浓度上升至 45.56 ± 1.85 pmol/mg protein。磷酸二酯酶抑制剂 IBMX 用来评估 cAMP 降解是否对 cAMP 浓度有影响。当加入 100 μmol/L IBMX 后，原代培养大鼠呼吸道上皮细胞胞内 cAMP 浓度上升至 56.74 ± 4.31 pmol/mg protein；Calu-3 细胞

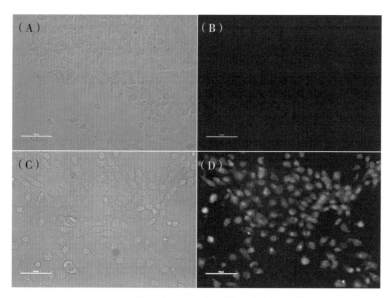

图 1 - 27　原代培养大鼠呼吸道上皮细胞的鉴定

（A）明场观察：anti-smooth muscle antibody 标记的原代培养细胞；（B）荧光观察：anti-smooth muscle antibody 标记的原代培养细胞；（C）明场观察：anti-keratin antibody 标记的原代培养细胞；（D）荧光观察：anti-keratin antibody 标记的原代培养细胞。

胞内 cAMP 浓度上升至 63.44 ± 7.97 pmol/mg protein。同时孵育 IBMX 和柚皮素使得原代培养大鼠呼吸道上皮细胞胞内 cAMP 浓度上升至 84.65 ± 14.33 pmol/mg protein；Calu-3 细胞胞内 cAMP 浓度上升至 81.28 ± 6.09 pmol/mg protein。此外，同时孵育 IBMX 和 10 μmol/L Forskolin 使得细胞胞内 cAMP 浓度达到最大值，以此参考柚皮素作用效果，原代培养大鼠呼吸道上皮细胞为 198.80 ± 66.47 pmol/mg protein；Calu-3 细胞为 100.25 ± 4.78 pmol/mg protein。说明柚皮素能够显著增加呼吸道上皮细胞胞内 cAMP 浓度，并通过 PKA 通路进一步调控顶膜面 CFTR 调控的氯离子分泌；此结果与短路电流结果吻合。

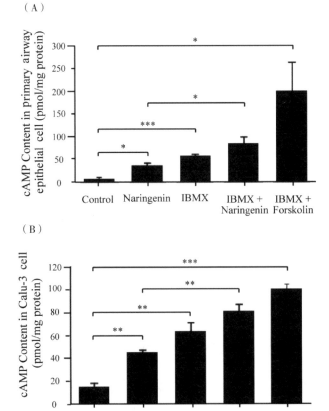

图 1-28　柚皮素对（A）原代培养大鼠呼吸道上皮细胞和
（B）Calu-3 细胞胞内 cAMP 浓度的影响

柚皮素显著增加胞内 cAMP 浓度。与 Control 组比较：* $P < 0.05$，** $P < 0.01$，*** $P < 0.001$。

（二）柚皮素对 LPS 诱导呼吸道浆液分泌异常的调控机制

实验采用 Calu-3 细胞，运用 MTT 技术、气液分界培养技术、qRT-PCR 技术、Elisa 技术，从细胞层面考察 LPS 对呼吸道上皮细胞浆液分泌的影响，以及柚皮素对 LPS 诱导的呼吸道上皮细胞浆液分泌异常的调控作用及机制。

1. 柚皮素和 LPS 对呼吸道上皮细胞活性的影响

采用 Calu-3 细胞，运用 MTT 技术，考察柚皮素和 LPS 对呼吸道上皮细胞活性的影响。结果表明：10 μg/mL LPS 孵育 8 小时对细胞活性无显著影响；同时孵育 LPS 和药物 8 小时，柚皮素和地塞米松在低、中、高剂量时均对细胞活性无显著影响；氨溴索在 50 μmol/L 浓度时则会降低细胞活性〔图 1 - 29（A）〕。考虑到后期蛋白质检测时间给药需 24 小时，因此选取安全剂量重新给药孵育 24 小时，检测细胞活性发现：10 μg/mL LPS 孵育 24 小时对细胞活性无显著影响；同时孵育 LPS 和药物 24 小时，柚皮素高剂量（100 μmol/L）能够升高 Calu-3 细胞活性，而其他剂量柚皮素对 Calu-3 细胞活性无显著影响；50 nmol/L 地塞米松能够显著降低细胞活性，而 25 nmol/L 剂量无显著影响；氨溴索在 25 μmol/L 浓度则对细胞活性无显著影响〔图 1 - 29（B）〕。因此，在后续实验中选用药物剂量分别为：柚皮素（25 μmol/L、50 μmol/L、100 μmol/L）、地塞米松（25 nmol/L）、氨溴索（25 μmol/L）。

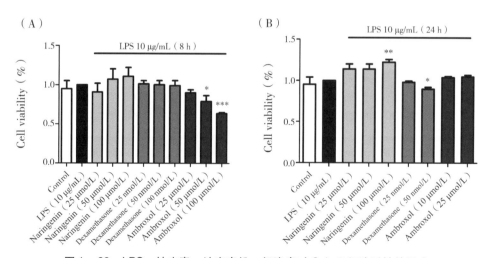

图 1 - 29　LPS、柚皮素、地塞米松、氨溴索对 Calu-3 细胞活性的影响

（A）给药 8 小时后，50 μmol/L 和 100 μmol/L 氨溴索能够显著降低 Calu-3 细胞活性，而其他剂量药物对细胞活性无显著影响；（B）给药 24 小时后，柚皮素高剂量（100 μmol/L）能够升高 Calu-3 细胞活性，地塞米松（50 nmol/L）能够显著降低 Calu-3 细胞活性，其他剂量药物对细胞活性无显著影响。与 Control 组比较，* $P < 0.05$，** $P < 0.01$，*** $P < 0.001$。

2. 柚皮素对 LPS 诱导呼吸道上皮细胞浆液分泌体积的影响

采用 Calu-3 细胞，运用气液分界培养技术，考察 LPS 对呼吸道上皮细胞浆液分泌液体体积的影响，以及柚皮素对 LPS 诱导的呼吸道上皮细胞浆液分泌的调控作用。结果表明：给药 24 小时后，10 μg/mL LPS 能够显著增加呼吸道上皮细胞浆液分泌液体体积，在此基础上加入柚皮素、地塞米松和 Forskolin 均能升高浆液分泌液体体积（图 1 – 30）。柚皮素促分泌作用呈现一定的剂量依赖关系，但与 LPS 组相比均无显著性差异；而 25 nmol/L 地塞米松和 10 μmol/L Forskolin 则能显著升高浆液分泌体积，与 LPS 组相比具有显著性差异；其中 Forskolin 促分泌作用最为明显。

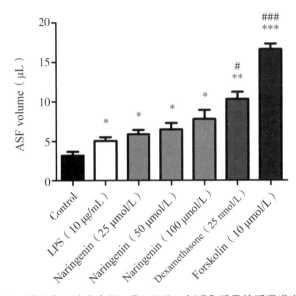

**图 1 – 30　柚皮素、地塞米松、Forskolin 对 LPS 诱导的呼吸道上皮细胞
浆液分泌液体体积的影响**

给药 24 小时后，LPS 能够显著增加 Calu-3 细胞浆液分泌液体体积。与 Control 组比较：* $P < 0.05$，** $P < 0.01$，*** $P < 0.001$；与 LPS 组比较：# $P < 0.05$，### $P < 0.001$。

3. 柚皮素对 LPS 诱导呼吸道上皮细胞 Cl⁻ 和 Na⁺ 分泌的影响

采用 Calu-3 细胞，运用气液分界培养技术，考察 LPS 对呼吸道上皮细胞浆液分泌 Cl⁻、Na⁺ 浓度的影响，以及柚皮素对 LPS 诱导的呼吸道上皮细胞 Cl⁻、Na⁺ 分泌的调控作用。结果表明：给药 24 小时后，10 μg/mL LPS 对浆液分泌 Cl⁻ 浓度无显著影响；100 μmol/L 柚皮素能显著升高浆液分泌 Cl⁻ 浓度，但与 LPS 组相比均无显著性差异；10 μmol/L Forskolin 能显著升高浆液分泌 Cl⁻ 浓度，且与 LPS 组相比具有显著性差异，其促 Cl⁻ 分泌作用最为明显（图 1 – 31）。10 μg/mL LPS 对浆液分泌 Na⁺ 浓度无显著影响；在此基础上加入柚皮素、地塞米松和 Forskolin 均能升高浆液分泌 Na⁺ 浓度，其中地塞米松组、Forskolin 组与 LPS 组相比均具有显著性差异（图 1 - 32）。

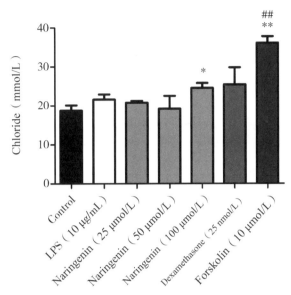

图 1 - 31 柚皮素、地塞米松、Forskolin 对 LPS 诱导的呼吸道上皮细胞浆液分泌 Cl⁻ 浓度的影响

给药 24 小时后，100 μmol/L 柚皮素和 10 μmol/L Forskolin 能够显著增加 Calu-3 细胞浆液分泌 Cl⁻ 浓度，且 Forskolin 组与 LPS 组相比具有显著性差异。与 Control 组比较：$^*P < 0.05$，$^{**}P < 0.01$；与 LPS 组比较：$^{\#\#}P < 0.01$。

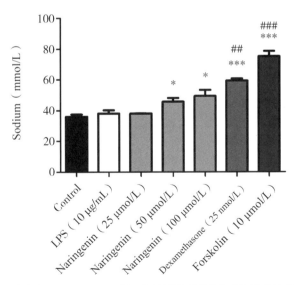

图 1 - 32 柚皮素、地塞米松、Forskolin 对 LPS 诱导的呼吸道上皮细胞浆液分泌 Na⁺ 浓度的影响

给药 24 小时后，柚皮素能够剂量依赖性地增加 Calu-3 细胞浆液分泌 Na⁺ 浓度；与 LPS 组相比，地塞米松组和 Forskolin 组升高具有显著性差异。与 Control 组比较：$^*P < 0.05$，$^{***}P < 0.001$；与 LPS 组比较：$^{\#\#}P < 0.01$，$^{\#\#\#}P < 0.001$。

4. 柚皮素对 LPS 诱导呼吸道上皮细胞溶菌酶和总蛋白分泌的影响

采用 Calu-3 细胞，运用气液分界培养技术，考察 LPS 对呼吸道上皮细胞浆液分泌溶菌酶和总蛋白浓度的影响，并研究柚皮素对 LPS 诱导的呼吸道上皮细胞溶菌酶和总蛋白分泌的调控作用。结果表明：给药 24 小时后，10 μg/mL LPS 能够显著升高浆液溶菌酶浓度；在此基础上，柚皮素能在 25 ~ 100 μmol/L 浓度范围内剂量依赖性降低浆液溶菌酶浓度；地塞米松和 Forskolin 均能显著降低浆液溶菌酶浓度（图 1 – 33）。LPS 诱导下，高剂量柚皮素（100 μmol/L）与 Forskolin 都能显著降低浆液总蛋白浓度（图 1 – 34）。说明柚皮素能够在增加 Cl^- 分泌引起 Na^+ 外排的同时，进一步增加浆液分泌，降低浆液溶菌酶和总蛋白浓度。

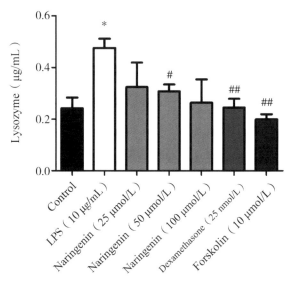

**图 1 – 33 柚皮素、地塞米松、Forskolin 对 LPS 诱导的呼吸道上皮细胞
浆液分泌溶菌酶浓度的影响**

LPS 能够显著升高浆液分泌溶菌酶浓度；柚皮素能够剂量依赖性地降低溶菌酶浓度；与 LPS 组比较，地塞米松组和 Forskolin 组降低均具有显著性差异。与 Control 组比较：$^*P < 0.05$；与 LPS 组比较：$^\#P < 0.05$，$^{\#\#}P < 0.01$。

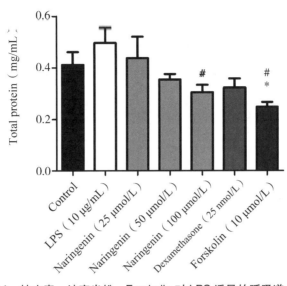

图 1 - 34 柚皮素、地塞米松、Forskolin 对 LPS 诱导的呼吸道上皮细胞浆液分泌总蛋白浓度的影响

给药 24 小时后，柚皮素能够剂量依赖性地降低浆液分泌总蛋白浓度；与 LPS 组比较，高剂量柚皮素（100 μmol/L）组、Forskolin 组降低均具有显著性差异。与 Control 组比较：$^{*} P < 0.05$；与 LPS 组比较：$^{\#} P < 0.05$。

5. 柚皮素对 LPS 诱导呼吸道上皮细胞 CFTR、AQP1、AQP5 mRNA 表达的影响

采用 Calu-3 细胞，运用 mRNA 提取技术、mRNA 反转录技术、qRT-PCR 技术，考察 LPS 对呼吸道上皮细胞 CFTR、AQP1、AQP5 mRNA 表达的影响，以及柚皮素对 LPS 诱导的呼吸道上皮细胞 CFTR、AQP1、AQP5 mRNA 低表达的调控作用。结果如图 1 - 35 所示。

经 8 小时给药孵育，与对照组相比，柚皮素低、中、高剂量（25 μmol/L、50 μmol/L、100 μmol/L）均不能明显改变 Calu-3 细胞 CFTR、AQP1、AQP5 mRNA 表达水平。

10 μg/mL LPS 孵育 8 小时能使 CFTR mRNA 表达下降，说明 LPS 对 Calu-3 细胞 CFTR mRNA 表达具有抑制作用。在 LPS 诱导 Calu-3 细胞 CFTR mRNA 低表达模型的同时加入不同剂量柚皮素，发现柚皮素在 25 ~ 100 μmol/L 浓度范围内能够剂量依赖性地升高 CFTR mRNA 表达，中、高剂量组与 LPS 模型组比较，具有显著性差异。本章第二节研究表明柚皮素对呼吸道上皮 CFTR 通道活性具有调控作用，且调控受胞内 cAMP 浓度影响。柚皮素能够升高呼吸道上皮细胞胞内 cAMP 浓度，进一步激活 CFTR 通路，引起 Cl⁻ 跨上皮分泌。猜测柚皮素升高 CFTR mRNA 表达同样

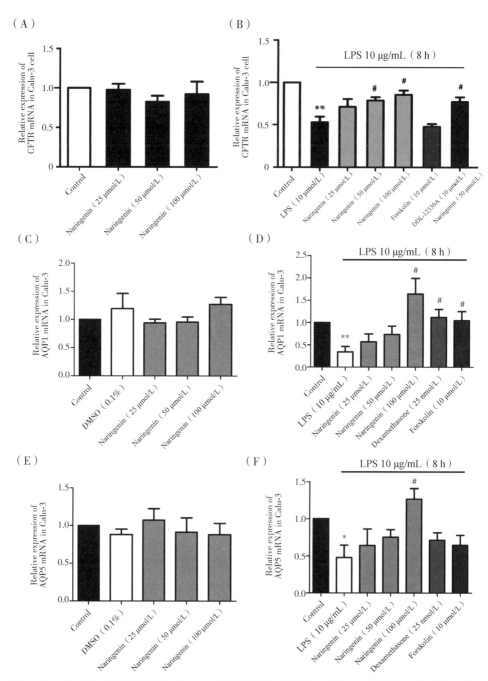

图 1 - 35　柚皮素对 LPS 诱导的 Calu-3 细胞 CFTR、AQP1、AQP5 mRNA 低表达的恢复作用

　　柚皮素对 Calu-3 细胞 CFTR、AQP1、AQP5 mRNA 表达无显著影响；LPS 能降低 3 种基因 mRNA 表达，在此基础上柚皮素能剂量依赖性地升高 mRNA 水平；地塞米松和 Forskolin 能够促进 AQP1 mRNA 恢复，而对 LPS 诱导的 AQP5 mRNA 低表达无显著影响；Forskolin 对 LPS 诱导的 CFTR mRNA 低表达无影响，MDL-12330A 不能抑制柚皮素对 LPS 诱导的 CFTR 低表达模型的恢复作用。与 Control 组比较：$^*P < 0.05$，$^{**}P < 0.01$；与 LPS 组比较：$^\#P < 0.05$。

受胞内 cAMP 浓度影响，因此使用 Forskolin 和 MDL-12330A 验证该猜测。加入 10 μmol/L Forskolin，增加胞内 cAMP 浓度，统计发现 Forskolin 对 LPS 诱导的 CFTR mRNA 低表达无影响。而使用 10 μmol/L MDL-12330A 与 50 μmol/L 柚皮素同时孵育，加入的 MDL-12330A 作为腺苷酸环化酶抑制剂能够抑制柚皮素促进的 cAMP 生成，统计发现 MDL-12330A 并不能抑制柚皮素对 LPS 诱导的 CFTR 低表达模型的恢复作用。说明柚皮素对 LPS 诱导的 Calu-3 细胞 CFTR mRNA 低表达的恢复作用与其升高胞内 cAMP 浓度机制无关。

10 μg/mL LPS 孵育 8 小时能显著降低 Calu-3 细胞 AQP1、AQP5 mRNA 表达水平，说明 LPS 对 Calu-3 细胞 AQP1、AQP5 mRNA 表达具有抑制作用。在 LPS 诱导 Calu-3 细胞 AQP1 和 AQP5 mRNA 低表达模型的同时加入不同剂量柚皮素，发现柚皮素能够剂量依赖性升高 AQP1、AQP5 mRNA 表达，高剂量（100 μmol/L）组与 LPS 模型组比较，具有显著性差异。地塞米松和 Forskolin 能够恢复 LPS 诱导 AQP1 mRNA 低表达，而对 AQP5 mRNA 低表达无影响。说明柚皮素对正常 Calu-3 细胞 CFTR、AQP1、AQP5 的 mRNA 表达无影响，但能恢复细胞受 LPS 刺激而降低的 mRNA 表达水平。

6. 柚皮素对 LPS 诱导呼吸道上皮细胞 CFTR、AQP1、AQP5 蛋白表达的影响

采用 Calu-3 细胞，运用蛋白质提取技术、BCA 总蛋白测定技术、Elisa 检测技术，考察 LPS 对呼吸道上皮细胞 CFTR、AQP1、AQP5 蛋白表达的影响，以及柚皮素对 LPS 诱导的呼吸道上皮细胞 CFTR、AQP1、AQP5 蛋白低表达的调控作用。结果如图 1 - 36 所示。

与 mRNA 检测一致，经 8 小时给药孵育，与对照组比较，柚皮素低、中、高剂量（25 μmol/L、50 μmol/L、100 μmol/L）均不能明显改变 Calu-3 细胞 CFTR、AQP1、AQP5 蛋白表达水平。

10 μg/mL LPS 孵育 8 小时能降低 CFTR、AQP1、AQP5 蛋白表达。说明 LPS 对 Calu-3 细胞 CFTR、AQP1、AQP5 蛋白表达具有抑制作用。在 LPS 诱导 Calu-3 细胞 CFTR 蛋白低表达的同时加入不同剂量柚皮素，发现柚皮素在 25 ～ 100 μmol/L 浓度范围内能够剂量依赖性地升高 CFTR 蛋白表达，不同剂量组与 LPS 模型组比较均具有显著性差异。10 μmol/L Forskolin 同样能够恢复 LPS 诱导的 CFTR 蛋白低表达，而 25 nmol/L 地塞米松则无此作用。同样，在 LPS 诱导 Calu-3 细胞 AQP1 和 AQP5 蛋白低表达模型中加入不同剂量柚皮素，能够上调蛋白表达，但只有高剂量（100 μmol/L）组与 LPS 模型组比较，可以显著上调 AQP5 蛋白，而对 AQP1 蛋白上调不显著。Forskolin 能够同时增加 AQP1 和 AQP5 蛋白表达，而地塞米松仅对 AQP1 蛋白表达有调控作用。说明柚皮素对正常 Calu-3 细胞 CFTR、AQP1、AQP5 的蛋白表达无影响，但能上调细胞受 LPS 刺激而降低的蛋白表达水平，此结果与 mRNA 检测结果吻合。

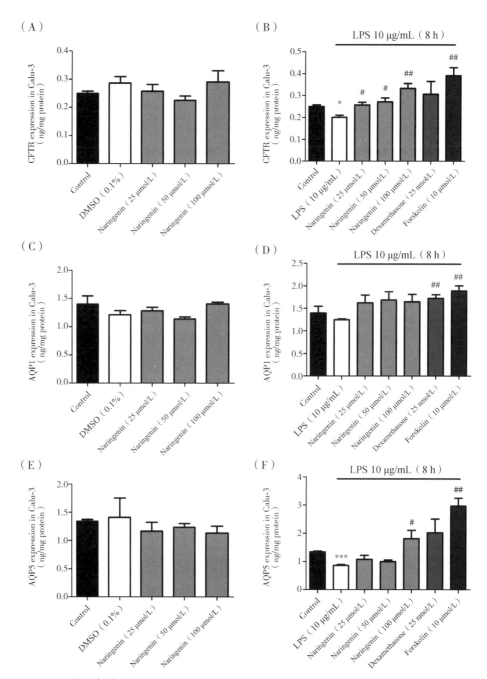

图 1 – 36　柚皮素对 LPS 诱导的 Calu-3 细胞 CFTR、AQP1、AQP5 蛋白低表达的上调作用

柚皮素对 Calu-3 细胞 CFTR、AQP1、AQP5 蛋白表达无显著影响；LPS 则降低 3 种蛋白表达，在此基础上柚皮素能上调蛋白表达，但对于 AQP1 来说恢复不显著；Forskolin 能够同时增加 AQP1 和 AQP5 蛋白表达，而地塞米松仅对 AQP1 蛋白表达有上调作用。与 Control 组比较：$^*P < 0.05$，$^{***}P < 0.001$；与 LPS 组比较：$^#P < 0.05$，$^{##}P < 0.01$。

7. 柚皮素对 LPS 诱导呼吸道上皮细胞胞内 cAMP 含量的影响

本团队前期研究证实：柚皮素对呼吸道上皮 CFTR 通道活性具有调控作用，且调控受胞内 cAMP 浓度影响；柚皮素能够升高呼吸道上皮细胞胞内 cAMP 浓度，进一步激活 CFTR 通路，引起 Cl⁻ 跨上皮分泌。在 LPS 诱导的呼吸道浆液分泌异常中，柚皮素同样具有调控作用。柚皮素能够上调 LPS 诱导的 Calu-3 细胞 CFTR 蛋白低表达，而柚皮素对 LPS 刺激下 CFTR 功能影响尚不清楚。

本实验通过检测胞内 cAMP 浓度，判断药物对 CFTR 活性的调控作用。采用 Calu-3 细胞，运用 BCA 总蛋白测定技术、Elisa 检测技术，考察 LPS 对呼吸道上皮细胞胞内 cAMP 浓度的影响，并探讨柚皮素对 LPS 诱导的呼吸道上皮细胞胞内 cAMP 浓度改变的调控作用。结果表明：10 μg/mL LPS 孵育 30 min 能显著增加 Calu-3 细胞胞内 cAMP 浓度。在此基础上柚皮素依然能够剂量依赖性地升高胞内 cAMP 水平，100 μmol/L 柚皮素增加效果较 50 nmol/L 罗氟司特（磷酸二酯酶 - 4 抑制剂，抑制 cAMP 水解）强。地塞米松同样能够升高胞内 cAMP 浓度，而氨溴索无显著作用（图 1 - 37）。说明柚皮素不仅能够上调 LPS 诱导的 Calu-3 细胞 CFTR 蛋白低表达，还能增加 LPS 诱导的 cAMP 浓度，进一步调控 CFTR 活性。

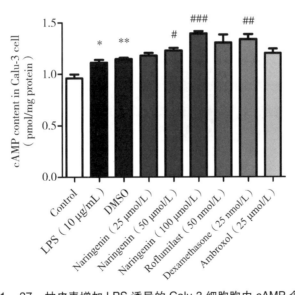

图 1 - 37 柚皮素增加 LPS 诱导的 Calu-3 细胞胞内 cAMP 含量

LPS 能显著增加 Calu-3 细胞胞内 cAMP 浓度；在此基础上柚皮素依然能够剂量依赖性地升高胞内 cAMP 水平；地塞米松同样能够升高胞内 cAMP 浓度；而罗氟司特和氨溴索无显著作用。与 Control 组比较：$^*P < 0.05$，$^{**}P < 0.01$；与 LPS 组比较：$^\#P < 0.05$，$^{\#\#}P < 0.01$，$^{\#\#\#}P < 0.001$。

（三）从细胞层面研究柚皮素对 DPM 诱导呼吸道浆液分泌异常的调控机制

实验采用 Calu-3 细胞，运用 MTT 技术、气液分界培养技术、qRT-PCR 技术、Elisa 技术，从细胞层面考察 DPM 对呼吸道上皮细胞浆液分泌的影响，以及柚皮素对 DPM 诱导的呼吸道上皮细胞浆液分泌异常的调控作用及机制。

1. DPM 对呼吸道上皮细胞存活率的影响

采用 Calu-3 细胞，运用 MTT 技术，考察 DPM 对呼吸道上皮细胞活性的影响。结果表明：DPM 孵育 8 小时后，300 μg/mL 和 400 μg/mL 剂量能够显著降低 Calu-3 细胞活性，如图 1 - 38（A）所示。延长给药时间至 48 小时，低剂量 100 μg/mL 和 200 μg/mL 均对 Calu-3 细胞活性无显著影响，如图 1 - 38（B）所示。说明 48 小时以内 200 μg/mL 浓度以下的 DPM 对细胞活性影响较小。因此，在后续细胞实验中选用 100 μg/mL 和 200 μg/mL 剂量考察 DPM 对呼吸道上皮细胞 CFTR、AQP1、AQP5 mRNA 表达的影响，综合选择合适给药剂量。

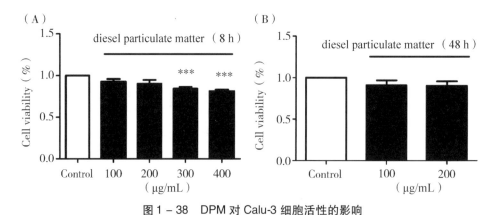

图 1 - 38　DPM 对 Calu-3 细胞活性的影响

（A）给药 8 小时后，DPM 300 μg/mL 和 400 μg/mL 剂量能够显著降低 Calu-3 细胞活性，而其他剂量对细胞活性无显著影响；（B）给药 48 小时后，DPM 100 μg/mL 和 200 μg/mL 对细胞活性无显著影响。与 Control 组比较：*** $P < 0.001$。

2. DPM 对呼吸道上皮细胞 CFTR、AQP1、AQP5 mRNA 表达的影响

采用 Calu-3 细胞，运用 mRNA 提取技术、mRNA 反转录技术、qRT-PCR 技术，考察 DPM 对呼吸道上皮细胞 CFTR、AQP1、AQP5 mRNA 表达的影响，结合前期 MTT 实验结果，综合筛选后续给药剂量。结果表明：DPM 孵育 24 小时能够显著降低 CFTR、AQP1、AQP5 mRNA 表达（图 1 - 39）。DPM 200 μg/mL 以上剂量能够显著降低 3 种基因 mRNA 水平，而 DPM 100 μg/mL 则对 CFTR 及 AQP5 mRNA 表达无显著影

响。考虑到 200 μg/mL 浓度以下的 DPM 对细胞活性影响较小，而 100 μg/mL 剂量对 CFTR 及 AQP5 mRNA 表达无显著影响，因此细胞孵育 DPM 剂量选择为 200 μg/mL。

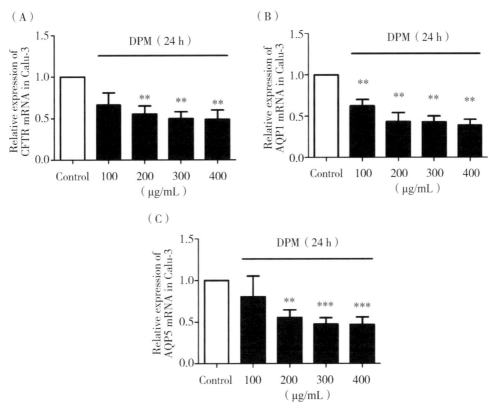

图 1 - 39　DPM 对 Calu-3 细胞 CFTR、AQP1、AQP5 mRNA 表达的影响

孵育 24 小时后：（A）DPM 200 μg/mL 以上剂量能够显著降低 Calu-3 细胞 CFTR mRNA 表达；（B）DPM 100 μg/mL 以上剂量能够显著降低 Calu-3 细胞 AQP1 mRNA 表达；DPM 200 μg/mL 以上剂量能够显著降低 Calu-3 细胞 AQP5 mRNA 表达。与 Control 组比较：** $P < 0.01$，*** $P < 0.001$。

3. 柚皮素对 DPM 诱导呼吸道上皮细胞 Cl⁻ 和 Na⁺ 分泌的影响

采用 Calu-3 细胞，运用气液分界培养技术，考察 DPM 对呼吸道上皮细胞浆液中 Cl⁻、Na⁺ 浓度的影响，以及柚皮素对 DPM 诱导的呼吸道上皮细胞 Cl⁻、Na⁺ 分泌的调控作用。结果表明：给药 48 小时后，DPM 100 μg/mL 和 200 μg/mL 对 Calu-3 细胞浆液分泌 Cl⁻ 浓度无显著影响；50 μmol/L、100 μmol/L 柚皮素和罗氟司特能显著升高浆液分泌 Cl⁻ 浓度，但与 200 μg/mL DPM 组比较均无显著性差异；地塞米松和氨溴索均能显著升高浆液分泌 Cl⁻ 浓度，且与 200 μg/mL DPM 组比较具有显著性差异（图 1 - 40）。DPM 100 μg/mL 和 200 μg/mL 能够升高浆液分泌 Na⁺ 浓度；在此基础上加入柚皮素、罗氟司特、地塞米松和 Forskolin 均能显著升高浆液分泌 Na⁺

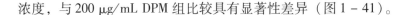

浓度，与 200 μg/mL DPM 组比较具有显著性差异（图 1 - 41）。

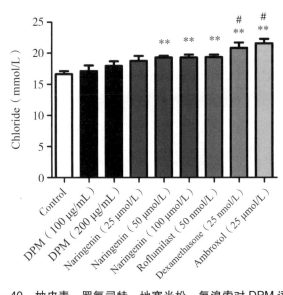

**图 1 - 40 柚皮素、罗氟司特、地塞米松、氨溴索对 DPM 诱导的
呼吸道上皮细胞浆液分泌 Cl⁻ 浓度的影响**

给药 48 小时后，4 种药物均能显著增加 Calu-3 细胞浆液分泌 Cl⁻ 浓度，而只有地塞米松组和氨溴索组与 200 μg/mL DPM 组比较具有显著性差异。与 Control 组比较：** $P < 0.01$；与 DPM（200 μg/mL）组比较：$^{#}P < 0.05$。

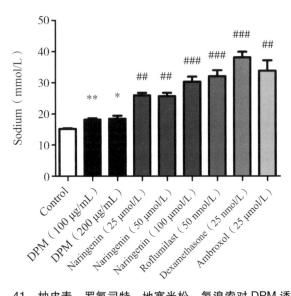

**图 1 - 41 柚皮素、罗氟司特、地塞米松、氨溴索对 DPM 诱导的
呼吸道上皮细胞浆液分泌 Na⁺ 浓度的影响**

给药 48 小时后，4 种药物均能显著增加 Calu-3 细胞浆液分泌 Na⁺ 浓度，且与 200 μg/mL DPM 组比较具有显著性差异。与 Control 组比较：* $P < 0.05$，** $P < 0.01$；与 DPM（200 μg/mL）组比较：$^{##}P < 0.01$，$^{###}P < 0.001$。

4. 柚皮素对 DPM 诱导呼吸道上皮细胞溶菌酶和总蛋白分泌的影响

采用 Calu-3 细胞，运用气液分界培养技术，考察 DPM 对呼吸道上皮细胞浆液中溶菌酶和总蛋白浓度的影响，以及柚皮素对 DPM 诱导的呼吸道上皮细胞浆液中溶菌酶和总蛋白分泌的调控作用。结果表明：给药 48 小时后，200 μg/mL DPM 能够显著增加浆液溶菌酶浓度；在此基础上，柚皮素在 25 ~ 100 μmol/L 浓度范围内表现出剂量依赖性降低现象，但与 200 μg/mL DPM 组比较均无显著性差异；罗氟司特、地塞米松、氨溴索对 DPM 诱导的呼吸道上皮细溶菌酶浓度增加无显著影响（图 1-42）。

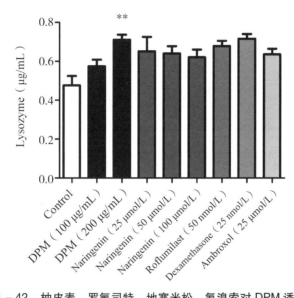

图 1-42　柚皮素、罗氟司特、地塞米松、氨溴索对 DPM 诱导的
呼吸道上皮细胞浆液中溶菌酶浓度的影响

给药 48 小时后，200 μg/mL DPM 显著升高浆液溶菌酶浓度，4 种药物对溶菌酶浓度降低作用都不明显。与 Control 组比较：** $P < 0.01$。

给药 48 小时后，200 μg/mL DPM 能够显著增加浆液总蛋白浓度；在此基础上，柚皮素在 25～100 μmol/L 浓度范围内表现出剂量依赖性降低现象，但与 200 μg/mL DPM 组比较均无显著性差异（图 1 - 43）。

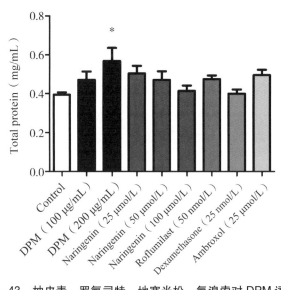

图 1 - 43　柚皮素、罗氟司特、地塞米松、氨溴索对 DPM 诱导的
呼吸道上皮细胞浆液中总蛋白浓度的影响

给药 48 小时后，200 μg/mL DPM 显著升高浆液总蛋白浓度，而 4 种药物对总蛋白浓度调控作用都不明显。与 Control 组比较：* $P < 0.05$。

5. 柚皮素对 DPM 诱导呼吸道上皮细胞 CFTR、AQP1、AQP5 表达的影响

采用 Calu-3 细胞，运用 mRNA 提取技术、mRNA 反转录技术、qRT-PCR 技术、蛋白质提取技术、BCA 总蛋白测定技术、Elisa 检测技术、免疫荧光技术，考察柚皮素对 DPM 诱导的呼吸道上皮细胞 CFTR、AQP1、AQP5 mRNA 及蛋白低表达的调控作用。结果表明：200 μg/mL DPM 能够显著降低 Calu-3 细胞 CFTR、AQP1、AQP5 mRNA 及蛋白表达，说明 DPM 对 Calu-3 细胞 CFTR、AQP1、AQP5 基因具有抑制作用；在 DPM 诱导的 Calu-3 细胞 3 种基因低表达模型中同时加入不同药物，发现柚皮素能够在 25～100 μmol/L 浓度范围内剂量依赖性地升高 3 种基因 mRNA 和蛋白表达；与罗氟司特、地塞米松、氨溴索相比，柚皮素对 CFTR 基因表达恢复作用更明显（图 1 - 44）。说明柚皮素能恢复细胞受 DPM 刺激而降低的 CFTR、AQP1、AQP5 基因表达水平，mRNA 检测结果与蛋白检测结果相吻合。

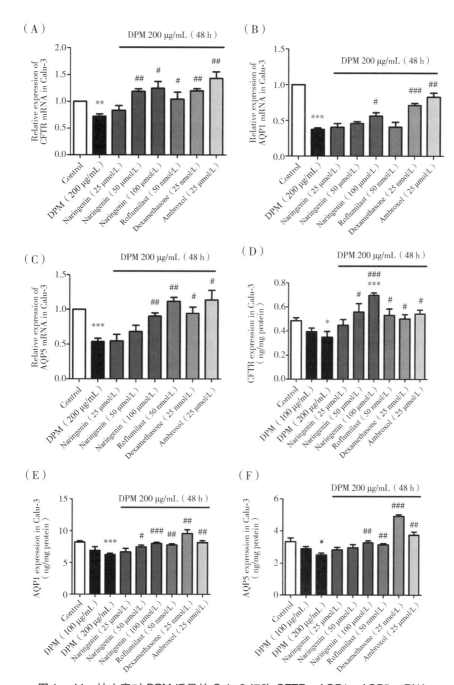

图1-44　柚皮素对 DPM 诱导的 Calu-3 细胞 CFTR、AQP1、AQP5 mRNA 及蛋白低表达的恢复作用

200 μg/mL DPM 显著降低3种基因表达，在此基础上柚皮素能剂量依赖性地升高3种基因 mRNA 和蛋白表达。与 Control 组比较：* $P < 0.05$，** $P < 0.01$，*** $P < 0.001$；与 DPM（200 μg/mL）组比较：# $P < 0.05$，## $P < 0.01$，### $P < 0.001$。

由于柚皮素对 CFTR 表达恢复作用最明显，因此选择 CFTR，考察柚皮素对 CFTR 膜蛋白结合的影响。结果表明：200 μg/mL DPM 能够显著降低 CFTR 膜蛋白结合率；而柚皮素在 25～100 μmol/L 浓度范围内能够剂量依赖性上调 CFTR 膜蛋白结合率，增加细胞膜 CFTR 蛋白结合；高剂量柚皮素（100 μmol/L）作用效果与罗氟司特、地塞米松相似，比氨溴索作用效果显著（图 1 - 45）。说明柚皮素能够增加 CFTR 膜蛋白结合率，促进 CFTR 蛋白结合到细胞膜上。

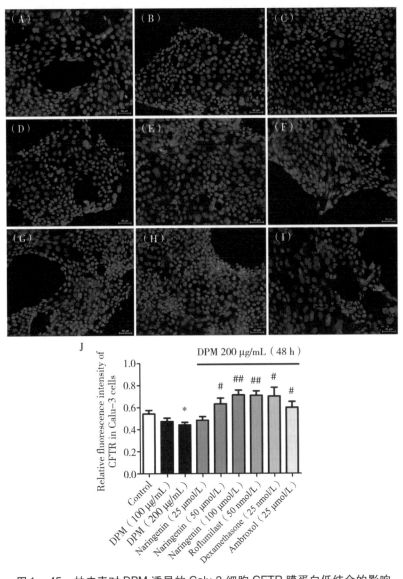

图 1 - 45　柚皮素对 DPM 诱导的 Calu-3 细胞 CFTR 膜蛋白低结合的影响

200 μg/mL DPM 显著降低 CFTR 膜蛋白结合率，在此基础上柚皮素能剂量依赖性地上调 CFTR 膜蛋白结合率。(A) Control 组；(B) 100 μg/mL DPM 组；(C) 200 μg/mL DPM 组；(D) 200 μg/mL DPM + 25 μmol/L 柚皮素组；(E) 200 μg/mL DPM + 50 μmol/L 柚皮素组；(F) 200 μg/mL DPM + 100 μmol/L 柚皮素组；(G) 200 μg/mL DPM + 50 nmol/L 罗氟司特组；(H) 200 μg/mL DPM + 25 nmol/L 地塞米松组；(I) 200 μg/mL DPM + 25 μmol/L 氨溴索组；(J) 各组相对荧光强度统计。与 Control 组比较：$*$ $P < 0.05$；与 DPM（200 μg/mL）组比较：$\#$ $P < 0.05$，$\#\#$ $P < 0.01$。

6. 柚皮素对 DPM 诱导呼吸道上皮细胞胞内 cAMP 含量的影响

柚皮素对呼吸道上皮 CFTR 通道活性具有调控作用，且调控受胞内 cAMP 浓度影响；柚皮素能够升高呼吸道上皮细胞胞内 cAMP 浓度，进一步激活 CFTR 通路，引起 Cl^- 跨上皮分泌。在 DPM 诱导的呼吸道浆液分泌异常中，柚皮素同样具有调控作用，柚皮素能够上调 DPM 诱导的 Calu-3 细胞 CFTR 蛋白低表达，但柚皮素对 DPM 刺激下 CFTR 功能影响尚不清楚。本实验通过检测胞内 cAMP 浓度，评判药物对 CFTR 活性的调控作用。

实验采用 Calu-3 细胞，运用 BCA 总蛋白测定技术、Elisa 检测技术，考察 DPM 对呼吸道上皮细胞胞内 cAMP 浓度的影响，以及柚皮素对 DPM 诱导的呼吸道上皮细胞胞内 cAMP 浓度改变的调控作用。结果表明：DPM 能够显著升高胞内 cAMP 浓度，200 μg/mL 时上升显著；柚皮素能够剂量依赖性地上调 DPM 诱导细胞胞内 cAMP 浓度；低剂量柚皮素（25 μmol/L）与磷酸二酯酶抑制剂罗氟司特和地塞米松相比，增加 cAMP 浓度效果较弱；氨溴索对此没有显著作用（图 1 - 46）。说明柚皮素不仅能够上调 DPM 诱导的 Calu-3 细胞 CFTR 低表达，还能增加 DPM 诱导的 cAMP 浓度，进一步调控 CFTR 活性，与在 LPS 刺激模型中作用效果一致。

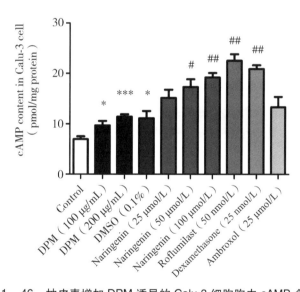

图 1 - 46　柚皮素增加 DPM 诱导的 Calu-3 细胞胞内 cAMP 含量

DPM 显著增加 Calu-3 细胞胞内 cAMP 浓度；在此基础上柚皮素依然能够剂量依赖性地升高胞内 cAMP 水平，作用效果弱于较罗氟司特和地塞米松，而强于氨溴索。与 Control 组比较：$^*P < 0.05$，$^{***}P < 0.001$；与 DPM（200 μg/mL）组比较：$^\#P < 0.05$，$^{\#\#}P < 0.01$。

（四）从整体动物层面研究柚皮素对 DPM 诱导呼吸道浆液分泌异常的调控机制

1. 柚皮素对 DPM 诱导小鼠肺水肿及黏蛋白分泌的影响

采用 BALB/c 小鼠，运用小鼠肺组织滴注技术，模拟 DPM 沉积在肺组织内的模型；运用干湿重分析，考察 DPM 对浆液分泌的整体影响，以及柚皮素对 DPM 诱导的小鼠呼吸道浆液分泌异常的调控作用；运用 BCA 总蛋白测定技术，考察 DPM 对浆液总蛋白浓度的影响，以及柚皮素对 DPM 诱导的小鼠呼吸道浆液中总蛋白浓度异常的调控作用；运用 Elisa 技术，考察 DPM 对浆液黏蛋白 MUC5AC 分泌的影响，以及柚皮素对 DPM 诱导的小鼠呼吸道浆液中 MUC5AC 分泌异常的调控作用。结果表明：0.5 mg DPM 滴注小鼠肺组织后，能够引起小鼠肺部分泌增加，产生肺水肿现象；灌胃给药柚皮素（28 mg/kg）能够降低肺部水分；磷酸二酯酶抑制剂罗氟司特同样能够降低肺部水分，如图 1 - 47（A）所示。0.5 mg DPM 滴注小鼠肺组织后，能够引起小鼠肺部总蛋白浓度增加；柚皮素能够降低 DPM 诱导的小鼠肺部蛋白高分泌；罗氟司特虽然能够降低蛋白浓度，但与 DPM 组相比无显著性差异，如图 1 - 47（B）所示。0.5 mg DPM 滴注小鼠肺组织后，能够引起小鼠肺部浆液黏蛋白 MUC5AC 浓度增加；柚皮素未明显降低 DPM 诱导的小鼠肺部 MUC5AC 高分泌；罗氟司特虽然能够降低 MUC5AC 浓度，但与 DPM 组相比无显著性差异，如图 1 - 47（C）所示。说明 DPM 滴注小鼠，能够引起小鼠肺组织损伤、上皮屏障功能损坏，产生肺水肿现象，不仅增加了肺部水分分泌，同时引起蛋白分泌增加，黏蛋白分泌上调，使得浆液黏度增大，影响肺功能。柚皮素能够减弱 DPM 引起的肺损伤，恢复肺部浆液分泌，降低浆液黏度，作用效果优于临床常用药物罗氟司特。

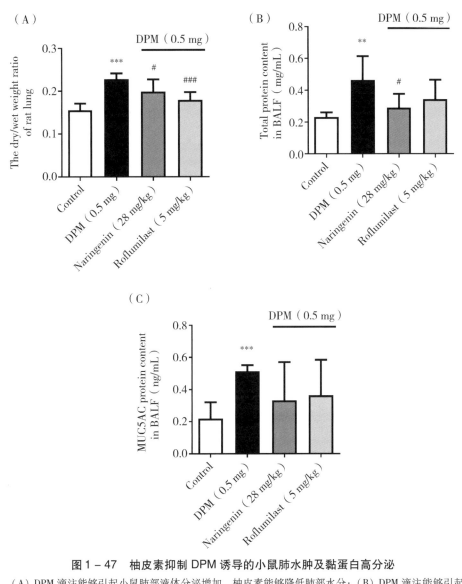

图 1 - 47　柚皮素抑制 DPM 诱导的小鼠肺水肿及黏蛋白高分泌

（A）DPM 滴注能够引起小鼠肺部液体分泌增加，柚皮素能够降低肺部水分；（B）DPM 滴注能够引起小鼠肺部总蛋白分泌增加，柚皮素能够降低肺部总蛋白分泌；（C）DPM 滴注能够引起小鼠肺部 MUC5AC 黏蛋白分泌增加，柚皮素能够降低肺部 MUC5AC 黏蛋白分泌。与 Control 组比较：** $P < 0.01$，*** $P < 0.001$；与 DPM 组比较：$^{\#}$ $P < 0.05$，$^{\#\#\#}$ $P < 0.001$。

2. 柚皮素对 DPM 诱导小鼠肺组织 CFTR、AQP1、AQP5 表达的影响

采用 BALB/c 小鼠，运用小鼠肺组织滴注技术，模拟 DPM 沉积在肺组织内的模型；运用 mRNA 提取技术、mRNA 反转录技术、qRT-PCR 技术、蛋白质提取技术、

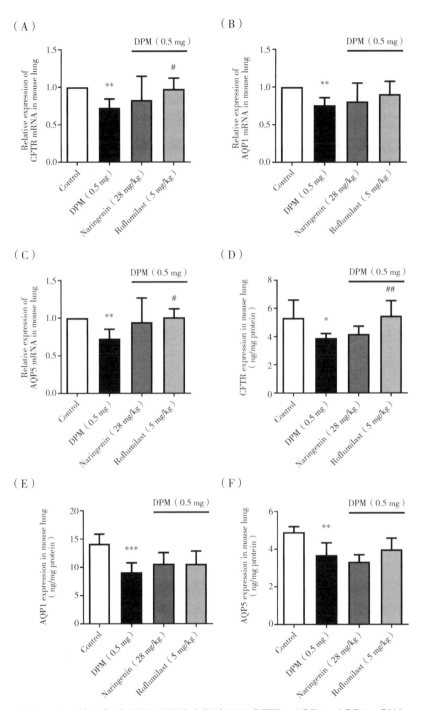

图 1-48 柚皮素对 DPM 诱导的小鼠肺组织 CFTR、AQP1、AQP5 mRNA
及蛋白低表达的恢复作用

DPM 滴注及口服柚皮素对（A）CFTR mRNA、（B）AQP1 mRNA、（C）AQP5 mRNA、（D）CFTR 蛋白、（E）AQP1 蛋白、（F）AQP5 蛋白表达的调控作用。与 Control 组比较：$^*P < 0.05$，$^{**}P < 0.01$，$^{***}P < 0.001$；与 DPM 组比较：$^\#P < 0.05$，$^{\#\#}P < 0.01$。

BCA 总蛋白测定技术、Elisa 检测技术，在动物模型上验证 DPM 对小鼠肺组织 CFTR、AQP1、AQP5 mRNA 及蛋白的影响，以及柚皮素对 DPM 诱导的小鼠肺组织 CFTR、AQP1、AQP5 mRNA 及蛋白低表达的调控作用。结果表明：0.5 mg DPM 滴注小鼠肺后，能够显著降低肺组织 CFTR、AQP1、AQP5 mRNA 及蛋白表达，说明 DPM 对小鼠肺组织 CFTR、AQP1、AQP5 基因同样具有抑制作用。灌胃给药柚皮素后对 3 种基因恢复无显著作用。罗氟司特对 DPM 诱导的小鼠肺组织 AQP1 和 AQP5 低表达无显著上调作用，仅可以上调 CFTR 表达（图 1 - 48）。动物实验结果与细胞实验结果不同，推测其原因是口服柚皮素生物利用度低，给药剂量未能达到其作用部位起效浓度；对于细胞模型而言，靶器官加入的柚皮素能够显著恢复 3 种基因的表达，说明其药效是确切存在的，在后续增加给药剂量、延长给药时间也会对其基因表达恢复具有调控作用。

（五）讨论

呼吸道浆液分泌异常是临床呼吸系统发病率增加、病程加剧的主要诱因。其分泌功能异常会导致痰液分泌增加，进而引发咽炎肺炎、COPD 等疾病。当浆液分泌减少时，纤毛运动受阻，黏液无法排出，痰液分泌增加积累在气道，其中黏附的细菌微生物不断增殖，引起组织炎症，加重呼吸道疾病症状，进而引起肺炎等疾病，长期发展危害人体健康。同时诱发的各种炎症因子、污染物粉尘颗粒、细菌病毒等又会刺激上皮细胞，降低某些离子转运体功能，抑制转录表达，或是增加受体敏感性，进一步抑制浆液分泌，多方面损伤呼吸系统生理功能。

在呼吸道浆液分泌过程中，NKCC 将 Cl^- 转运进入胞内，引起胞内基底膜 Cl^- 浓度升高，Cl^- 顺浓度梯度扩散至顶膜面，后经顶膜面 CFTR 及 CaCC 排出细胞，完成 Cl^- 定向跨膜分泌过程。此时基底膜面的 Na^+/K^+-ATPase 将 Na^+ 转运排出胞外，以维持胞内 Na^+ 低浓度，为底膜 Cl^- 吸收提供能量。K^+ 经基底膜面 K^+ 通道排出胞外，建立了电化学梯度并使得细胞超极化，为 Cl^- 从顶膜排出提供动力。顶膜面分泌的 Cl^- 增加引起渗透压梯度改变，从而引起水分通过细胞旁路以及 AQPs 发生自渗透压低浓度向高浓度的定向扩散，完成浆液分泌过程。在整个浆液分泌过程中，呼吸道上皮细胞顶膜面 CFTR 是 Cl^- 分泌的主要通路，是调节呼吸系统电解质和浆液分泌的关键因素，[56] 同时也是炎症信号调控的重要途径，[118-119] 被认为是痰液临床治疗的重要靶点。

柚皮素作为植物来源的小分子物质，其在呼吸系统疾病的治疗中具有祛痰和缓解咳嗽及肺部感染的作用。[101,120] 研究发现柚皮素能够刺激人结肠上皮细胞中 cAMP 依赖的 Cl^- 分泌。[121] 与柚皮素具有相同 2-phenyl-g-benzopyron 结构的芹黄素（apigenin）也可以通过其特殊的结构组成激活 Calu-3 细胞上的 CFTR。[122] 柑橘类黄酮化合物川陈皮素（nobiletin）可通过活化腺苷酸环化酶，经 cAMP/PKA 依赖的通路，刺激支气管上皮 CFTR 通道介导的 Cl^- 分泌。[123] 三甲氧基黄酮（trimethoxyflavone）以及其他黄酮也可以活化 CFTR，影响液体分泌。[124] 推测柚皮素同样能够通过上调呼吸道上皮细胞 cAMP 依赖的 CFTR 功能，调控 Cl^- 分泌，进而影响呼吸道浆液分泌。

在柚皮素对黏液分泌的调控作用研究中发现：柚皮素能显著抑制 LPS 和 EGF 诱导的气道黏蛋白的合成与分泌以及气道上皮杯状细胞的增生，调控痰液黏稠度。然而柚皮素对呼吸道浆液分泌的调控作用还是一个空白，目前尚未从 CFTR 功能、表达，以及 AQPs 表达的角度分析柚皮素祛痰的药理活性。本章旨在研究柚皮素对 CFTR 活性和表达的调控作用与机制，并构建 LPS 与 DPM 诱导的体内、外呼吸道浆液分泌异常疾病病理模型，考察柚皮素对呼吸道浆液分泌离子转运和通道表达的影响，为揭示柚皮素祛痰的药理活性及其临床应用提供理论依据。结果表明：柚皮素能通过增加胞内 cAMP 浓度，激活 CFTR 通道，引起 Cl^- 定向转运，促进水分转运浆液分泌，恢复 LPS 和 DPM 损伤的呼吸道 CFTR、AQP1、AQP5 表达，降低溶菌酶及蛋白质浓度，改善浆液黏稠度，同时调节 LPS 与 DPM 所致的浆液分泌异常。

在柚皮素对呼吸道上皮浆液分泌的调控作用及机制研究中发现：柚皮素对 Calu-3 细胞无毒性，不会下调细胞存活率，反而在高剂量（100 μmol/L）给药后能够升高 Calu-3 细胞活性。说明高剂量柚皮素对细胞具有一定保护作用，因此使用 100 μmol/L 以内剂量作为安全剂量研究药物活性。在气液分界培养的 Calu-3 细胞中加入柚皮素，能够显著增加呼吸道上皮细胞浆液分泌液体积，说明柚皮素对呼吸道浆液分泌有促进作用。对分泌液成分进行考察，发现分泌浆液中 Cl^-、Na^+ 浓度均有增加，而溶菌酶及总蛋白浓度均呈梯度下降趋势。说明柚皮素能够改变分泌液中成分含量，推测其对浆液分泌的调控作用与离子转运有关，顶膜面 Cl^-、Na^+ 转运的增加改变了胞外渗透压，使得浆液分泌增多，同时柚皮素又能降低溶菌酶和总蛋白分泌，调控浆液黏稠度。

离子分泌会引起水分定向转运，柚皮素能够增加呼吸道上皮细胞浆液 Cl^-、Na^+ 分泌，进一步影响浆液分泌体积及溶菌酶和总蛋白浓度。但柚皮素增加浆液分泌作用是通过增加 Cl^- 分泌还是通过增加 Na^+ 分泌尚不清楚，因此使用短路电流技术筛选柚皮素调控作用通路机制。大鼠气道组织基底膜面加入柚皮素可在 $10 \sim 200$ μmol/L 浓度范围之间剂量依赖性地刺激 I_{SC} 持续增加。EC_{50} 值为 71.49 ± 10.76 μmol/L，故选用 100 μmol/L 浓度用于后续 I_{SC} 测定，在此浓度下柚皮素具有显著药效，便于实验观察记录。

考虑到加入药物后渗透压对检测结果的影响，因而测定了加药前后 K-H 溶液渗透压，发现两者没有显著性差异，判断浓度依赖性结果不是由加入柚皮素后渗透压变化引起的，而是柚皮素产生的促离子转运药效。分析图像及短路电流连接方式，推测柚皮素升高 I_{SC} 是由于增加阴离子分泌所致，因此使用短路电流技术离子替代法，筛选柚皮素介导的转运离子种类。当替换 K-H 溶液中 Cl^- 后，柚皮素诱导的 I_{SC} 明显减弱，说明柚皮素引起 I_{SC} 改变主要是由于顶膜面 Cl^- 分泌，而不是 HCO_3^- 分泌或是 Na^+ 吸收。本团队推测前期结果中浆液分泌的增多是由于柚皮素促进 Cl^- 分泌的增加所致。

　　上述结果表明，柚皮素能够增加呼吸道上皮 Cl⁻ 分泌，但 Cl⁻ 分泌的通路还不清楚，故而使用短路电流技术阻断剂法，筛选柚皮素对呼吸道浆液分泌跨膜 Cl⁻ 转运通路机制。当使用 Cl⁻ 通道阻断剂来筛选柚皮素激活的顶膜面 Cl⁻ 通道时，发现 Cl⁻ 通道阻断剂 DPC 和 CFTR 抑制剂 CFTR$_{inh-172}$ 都可以显著抑制柚皮素诱导的 I_{SC} 增加，而 CaCC 通道阻断剂 DIDS 对其没有影响。说明柚皮素增加的上皮细胞短路电流 Cl⁻ 分泌在顶膜面与 CaCC 无关，主要由 CFTR 通道介导，通过顶膜面 CFTR 通道将 Cl⁻ 转运到胞外，引起胞内顶膜附近 Cl⁻ 浓度的降低，使得底膜面 Cl⁻ 朝低浓度定向移动。

　　研究表明，上皮细胞基底膜面 NKCC 能够摄入 Cl⁻，为顶膜面 Cl⁻ 的分泌提供了驱动力，在此过程中 K⁺ 通道扮演重要的角色，能够排出由 NKCC 转运入胞内的 K⁺，以维持 K⁺ 浓度的稳定。[125] 当使用 K⁺ 通道阻断剂 BaCl$_2$ 和 NKCC 抑制剂 bumetanide 验证时，结果正如预测一样。说明柚皮素引起的气道上皮 Cl⁻ 分泌，在基底膜面主要由 NKCC 介导，同时有 K⁺ 通道参与。基底膜面 K⁺ 通道将 K⁺ 转运至胞外产生底膜面较低浓度 K⁺，建立了电化学梯度，为 NKCC 提供 K⁺ 转入胞内的驱动力，以带动胞外 Cl⁻ 的转入，产生上皮细胞底膜面经 NKCC 介导的 Cl⁻ 吸收。

　　研究已证实，cAMP 信号传导途径可以在多种上皮细胞中调控 Cl⁻ 转运，作为第二信使，胞内 cAMP 通过 PKA 调节 CFTR 活性。[125-128] AC 激动剂 Forskolin 能够刺激组织产生最大化的 cAMP 依赖的 Cl⁻ 分泌电流变化，而随后加入的柚皮素不能进一步增加电流上升；在柚皮素诱导的 I_{SC} 反应中 Forskolin 仍可显著增加电流上升，而增加幅度明显低于单独使用 Forskolin，两者差值大致等于柚皮素诱导的 I_{SC} 值。当使用 AC 抑制剂 MDL12330A 预处理组织后，柚皮素诱导的 I_{SC} 增加被明显抑制，而 PDE 抑制剂 IBMX 预处理后则不影响柚皮素诱导的 I_{SC} 增加。此外，在柚皮素之前或之后加入 IBMX 对气道上皮 I_{SC} 增加没有显著影响。以上结果表明柚皮素的功能与 Forskolin 在胞内第二信使途径中的作用相似，柚皮素主要通过增加腺苷酸环化酶活性而不是直接抑制磷酸二酯酶活性来调节 CFTR 的活性。呼吸道上皮间质细胞能够通过旁分泌机制影响上皮细胞功能，为了排除柚皮素通过间质细胞旁分泌作用影响上皮 Cl⁻ 转运过程的可能性，使用 Calu-3 细胞，运用短路电流技术，确定了柚皮素对上皮细胞 Cl⁻ 分泌的直接调控作用。通过检测胞内 cAMP 含量更能够证明柚皮素的调控机制，柚皮素能够显著增加 cAMP 浓度，与柚皮素单独处理组相比，柚皮素和 IBMX 同时处理后进一步提高了胞内 cAMP 水平；此外，在 IBMX 存在的情况下，Forskolin 较柚皮素更能促进 cAMP 的产生。综上所述：柚皮素能够增加呼吸道上皮细胞胞内 cAMP 浓度，激活顶膜面 CFTR 通道，引起 Cl⁻ 分泌，基底膜面 NKCC 和 K⁺ 通道参与调控此过程；通过基底膜面 NKCC 吸收及顶膜面 CFTR 分泌定向转运 Cl⁻，增加 Cl⁻ 跨上皮分泌，促进水分转运浆液分泌的同时还能减少浆液中溶菌酶及总蛋白浓度。

在柚皮素对 LPS 诱导的呼吸道上皮细胞浆液分泌异常的调控作用及机制研究中发现：10 μg/mL LPS 孵育 24 小时对细胞活性无显著影响，柚皮素高剂量对细胞具有保护功能。依据此结果，在后续实验中筛选安全剂量给药孵育考察药效。当在气液分界培养的 Calu-3 细胞中加入 LPS，能够显著增加呼吸道上皮细胞浆液分泌液体体积，说明 LPS 能够影响浆液分泌功能，而分泌液中 Cl^- 和 Na^+ 浓度均没有显著增加，猜测 LPS 可能影响了膜渗透性从而增加了液体渗出，而不影响 Cl^- 和 Na^+ 转运。在 LPS 基础上，柚皮素同样能够剂量依赖性地增加浆液分泌体积、Cl^- 和 Na^+ 浓度，与阳性药地塞米松及 Forskolin 相比作用稍弱；其中对浆液影响最明显的是 Forskolin，说明增加 cAMP 能够调控离子转运，增加浆液分泌。此外，LPS 能够增加溶菌酶和总蛋白分泌，柚皮素能够剂量依赖性地降低分泌浓度，与阳性药相比弱于 Forskolin，说明柚皮素对 LPS 诱导的溶菌酶和总蛋白分泌增加有抑制作用，能够降低浆液黏稠度。考察 LPS 及柚皮素对 CFTR mRNA 表达的影响发现柚皮素能升高细胞受 LPS 诱导所致的 CFTR 低表达而对正常细胞无影响。

Akt 是 CFTR 合成中信号转导的关键介质，[64-65]LPS 可以结合 TLR4 并磷酸化 Akt 来激活 phosphoinositide3-kinase (PI3K)-Akt 通路，导致 CFTR 表达下调。[66-67]柚皮素在此基础上剂量依赖性地增加 CFTR mRNA 表达，而 Forskolin 对 LPS 诱导的 CFTR 下调没有显著影响，此外 MDL12330A 也不能抑制柚皮素对 LPS 诱导 CFTR mRNA 表达的恢复作用。提示柚皮素能够在机体 CFTR 表达受损时恢复其表达，从而发挥浆液分泌的调控作用，在此过程中胞内 cAMP 含量不影响柚皮素对 CFTR 表达的调节。在 CFTR mRNA 表达过程中，调控受多种因素影响，如 miR-138（一种 microRNA）的丰度，[60]NF-κB 的激活，[61]经 JAK/STAT 通路而激活的 JAK2[62]以及血管加压素的活性[63]等。本章研究发现，柚皮素同 Forskolin 一样能够增加 cAMP 的含量，而单独使用柚皮素却对 CFTR 表达没有影响，同样作为 AC 激动剂 Forskolin 也不能恢复 LPS 诱导的 CFTR 表达下调，说明 Calu-3 细胞 cAMP 含量的升高不能调节其 CFTR mRNA 的表达。推测柚皮素通过其他信号途径抑制 LPS 诱导的 CFTR mRNA 的下调。

除对 CFTR 表达影响之外，LPS 还可以降低水通道 AQP1、AQP5 表达，抑制浆液分泌，加入柚皮素后表达上调而对正常细胞无影响。通过检测胞内 cAMP 浓度，判断柚皮素在 LPS 刺激下对 CFTR 活性的调控作用，发现 LPS 能够增加胞内 cAMP 浓度，在此基础上 100 μmol/L 柚皮素能够显著增加 cAMP 水平，与阳性药相比作用最强，说明 LPS 同样能够增加 cAMP 进而影响 CFTR 通道活性，柚皮素也能促进 CFTR 活化，增加浆液分泌。总之，LPS 在降低 CFTR、AQP1、AQP5 表达的同时，调控激活 CFTR，虽然激活的 CFTR 能部分补偿低表达损失的 Cl^- 分泌，但对于浆液分泌来说仍存在抑制作用。可能其通过影响细胞连接稳定性及膜稳定性引起浆液分泌异常，而柚皮素不仅能够恢复受损的 CFTR、AQP1、AQP5 表达，同时还能上调胞内 cAMP 含量影响 CFTR 功能，促进 Cl^- 分泌，对 LPS 诱导产生的浆液分泌异常来说具有一定调控作用。

在柚皮素对 DPM 诱导的呼吸道上皮浆液分泌异常的调控作用及机制研究中发现：DPM 对细胞活性有很大影响，能够显著降低细胞存活率，因此需选择合适剂量减少因细胞存活率降低带来的误差。考察 DPM 对 CFTR、AQP1、AQP5 mRNA 表达的影响时可以看出，DPM 剂量依赖性地降低 3 种基因表达，造成浆液分泌异常，比较剂量发现当浓度在 200 μg/mL 以上时影响显著。综合 MTT 检测结果，选择 DPM 200 μg/mL 剂量造模。在气液分界培养的 Calu-3 细胞中加入 DPM 能够增加溶菌酶及总蛋白分泌而对分泌液中 Cl^- 和 Na^+ 浓度没有显著影响，柚皮素能一定程度调控恢复分泌液中溶菌酶、总蛋白、Cl^-、Na^+ 浓度。在 DPM 基础上加入柚皮素，同样能够恢复受损的 CFTR、AQP1、AQP5 基因表达。DPM 显著降低 CFTR 膜蛋白结合率，柚皮素能够剂量依赖性地上调 CFTR 膜蛋白结合率，增加细胞膜 CFTR 蛋白结合，其结合率可能与 cAMP 浓度有关，cAMP 含量增加可以促进含有 CFTR 的囊泡与细胞膜结合，提高膜蛋白表达。经分析可知，DPM 增加胞内 cAMP 浓度，柚皮素同样能够增加其含量，正向调控 CFTR 膜蛋白结合，而 DPM 则能够降低 CFTR mRNA 及蛋白表达，即使增加的 cAMP 浓度会促进膜蛋白结合，而就整体膜上分布来看膜蛋白结合依然很低。此外，通过 cAMP 浓度推断，DPM 同样能够促进 CFTR 通道活化，但它对 CFTR、AQP1、AQP5 表达的影响以及对 CFTR 膜蛋白结合的影响抑制了浆液分泌。而柚皮素不仅能够恢复受损的 CFTR、AQP1、AQP5 表达，增加 CFTR 膜蛋白结合，同时还能上调胞内 cAMP 含量影响 CFTR 功能，促进 Cl^- 分泌，因此柚皮素对 DPM 诱导产生的浆液分泌异常来说具有一定恢复作用。整体动物实验部分验证了细胞实验结果，DPM 滴注小鼠后引起小鼠肺组织损伤、上皮屏障功能损坏，进而产生肺水肿现象，不仅增加了肺部水分分泌，同样引起蛋白分泌增加，黏蛋白分泌上调，使得浆液黏度增大，这与前期研究 PM 2.5 上调黏蛋白 MUC4 与 MUC5AC 表达一致；[90-91] 柚皮素能够减弱 DPM 引起的肺损伤，恢复肺部浆液分泌，降低浆液黏度。同样，DPM 滴注小鼠后能够引起小鼠肺组织 CFTR、AQP1、AQP5 表达下调，而柚皮素在此模型中未表现出恢复作用。综合前期本团队药代动力学实验结果，认为口服柚皮素生物利用度低，给药剂量未能达到其作用部位起效浓度；对于细胞模型而言，靶器官加入的柚皮素能够显著恢复 3 种基因的表达，说明其药效是确切存在的，后续增加给药剂量、延长给药时间也会对其基因表达恢复具有调控作用。综上所述，DPM 能够降低呼吸道 CFTR、AQP1、AQP5 表达，抑制 CFTR 膜蛋白结合，同时调控激活 CFTR，虽然激活的 CFTR 能部分补偿低表达损失的 Cl^- 分泌，但对于浆液分泌来说仍是存在抑制作用的；而柚皮素不仅能够恢复受损的 CFTR、AQP1、AQP5 表达，促进 CFTR 膜蛋白结合，上调胞内 cAMP 含量影响 CFTR 功能，促进 Cl^- 分泌，同时还能降低浆液黏蛋白含量，调控浆液黏度，因此柚皮素对 DPM 诱导产生的浆液分泌异常来说，具有一定调控恢复作用。

柚皮素对呼吸道浆液分泌的调控机制如图 1 - 49 所示。

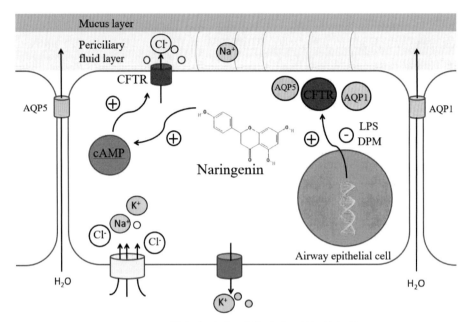

图 1 - 49 柚皮素对呼吸道浆液分泌的调控机制

第四节 本章总结

本章主要研究柚皮素对呼吸道平滑肌张力及上皮浆液分泌的调控作用及机制。

一、在呼吸道张力收缩调控方面

构建了 CCh 和 KCl 诱导的体外呼吸道张力收缩异常疾病病理模型，考察了柚皮素对呼吸道张力和平滑肌胞内 Ca^{2+} 浓度的影响。研究结果表明：柚皮素主要通过激活 BK_{Ca} 通道直接舒张呼吸道平滑肌，引起平滑肌细胞膜超极化，降低胞内 Ca^{2+} 浓度，产生呼吸道舒张作用。这一研究结果科学阐释了柚皮素对呼吸道平滑肌张力变化的调控作用及机制，为柚皮素在呼吸系统疾病 CVA 中的临床应用提供了实验数据与理论依据。

柚皮素能够抑制 CVA 豚鼠咳嗽次数及气道高反应性，提示柚皮素对呼吸道平滑肌具有调控作用，能够降低呼吸道张力，舒张呼吸道平滑肌。本章从组织与细胞两个层面分别考察柚皮素对呼吸道平滑肌张力变化的影响。在考察柚皮素对组织张力收缩的调控作用时，使用 CCh 诱导呼吸道张力收缩模型，通过去除上皮，使用离子通道抑制剂等方法，筛选了柚皮素对呼吸道平滑肌的作用通路；在考察对胞内 Ca^{2+} 浓度的调控作用时，分别使用 CCh 及高浓度 KCl 诱导胞内 Ca^{2+} 浓度升高模型，通过离子通道抑制剂对组织舒张实验结果进行验证，从细胞层面揭示药物舒张作用机制。

在采用 CCh 诱导呼吸道张力收缩模型研究柚皮素对组织张力收缩的调控作用时，使用肌张力测定系统检测急性分离的呼吸道组织张力变化。研究结果表明：柚皮素能够剂量依赖性地降低 CCh 诱导的呼吸道张力增加，恢复组织舒张状态；柚皮素引起的呼吸道舒张作用不受上皮调控，直接作用于呼吸道平滑肌，是一种非上皮依赖的舒张效应；柚皮素产生的舒张作用主要由 BK_{Ca} 通道介导，通过激活 BK_{Ca} 通道引起平滑肌细胞膜超极化，产生舒张效应。

在采用 CCh 及高浓度 KCl 诱导胞内 Ca^{2+} 浓度升高模型研究柚皮素对胞内 Ca^{2+} 浓度的调控作用时，使用实时定量 Ca^{2+} 成像系统检测原代培养呼吸道平滑肌细胞胞内 Ca^{2+} 浓度变化。研究结果表明：柚皮素能够降低 CCh 及高浓度 KCl 诱导的胞内 Ca^{2+} 浓度升高，恢复胞内 Ca^{2+} 浓度水平；柚皮素产生的 Ca^{2+} 浓度调控作用受 BK_{Ca} 通道影响；柚皮素主要通过激活 BK_{Ca} 通道开放，引起 K^+ 外流，胞内降低的 K^+ 浓度引起呼吸道平滑肌细胞超极化，阻碍电压门控 Ca^{2+} 通道，激活钠钙交换体运作，促进 Ca^{2+} 浓度降低，抑制气道平滑肌收缩，进而促进呼吸道平滑肌舒张，降低气道组织张力。

以上研究结果系统阐释了柚皮素调节呼吸道平滑肌张力的作用与机制，为其在临床 CVA 疾病治疗中的应用提供了实验数据与理论依据。

二、在呼吸道浆液分泌调控方面

构建了 LPS 与 DPM 诱导的体内、外呼吸道浆液分泌异常疾病病理模型，考察了柚皮素对呼吸道浆液分泌离子转运和通道表达的影响。研究结果表明：柚皮素能通过增加胞内 cAMP 浓度，激活 CFTR 通道，引起 Cl^- 定向转运，促进水分转运浆液分泌，恢复 LPS 和 DPM 损伤的呼吸道 CFTR、AQP1、AQP5 表达，降低溶菌酶及蛋白质浓度，改善浆液黏稠度，同时调节 LPS 与 DPM 所致的浆液分泌异常。这一研究结果科学阐释了柚皮素对呼吸道上皮浆液分泌的调控作用及机制，为柚皮素在呼吸系统疾病中的应用提供了依据。

祛痰作用包括黏液分泌调控和浆液分泌调控两个方面，本团队前期研究已证实柚皮素能显著抑制 LPS 和 EGF 诱导的气道黏蛋白的合成与分泌以及气道上皮杯状细胞的增生，但柚皮素对浆液分泌的调控机制还是一个空白点。本章从动物、组织与细胞三个层面分别考察柚皮素对呼吸道浆液分泌的影响。在考察柚皮素对呼吸道上皮 Cl^- 转运的调控作用时，采用急性分离大鼠呼吸道组织，通过短路电流技术，使用离子通道抑制剂等方法，筛选了柚皮素对呼吸道上皮 Cl^- 转运的作用通路，验证了药物调控机制；在考察柚皮素对 LPS 与 DPM 诱导的体内、外呼吸系统疾病的影响时，分别使用 LPS 与 DPM 诱导浆液分泌异常模型，通过气液分界培养，分泌浆液检查等分子生物学检测技术，研究了柚皮素对 LPS 与 DPM 诱导浆液分泌异常的调控作用。

在采用急性分离的大鼠呼吸道组织研究柚皮素对呼吸道离子转运的调控作用时，使用短路电流及 Elisa 技术检测呼吸道组织 Cl^- 转运及 cAMP 浓度变化。结果表明：柚皮素能够增加呼吸道上皮细胞胞内 cAMP 浓度，激活顶膜面 CFTR 通道，引起 Cl^- 分泌，基底膜面 NKCC 和 K^+ 通道参与调控此过程；通过基底膜面 NKCC 吸收及顶膜面 CFTR 分泌定向转运 Cl^-，柚皮素能够增加 Cl^- 跨上皮分泌，促进水分转运浆液分泌。

在采用 LPS 及 DPM 诱导呼吸道上皮细胞浆液分泌异常模型研究柚皮素对离子浆液转运分泌功能及通道表达的影响时，使用气液分界培养、qRT-PCR 及 Elisa 技术，检测呼吸道上皮细胞浆液分泌 Na^+、Cl^-、溶菌酶、蛋白质浓度，胞内 cAMP 浓度以及 CFTR、AQP1 与 AQP5 基因表达的变化。结果表明：LPS 及 DPM 能够诱导呼吸道上皮细胞浆液分泌异常；柚皮素增加呼吸道浆液分泌，在激活 CFTR 功能的同时降低 LPS 及 DPM 诱导的溶菌酶及蛋白质高分泌，增加 Na^+、Cl^- 分泌，并且升高细胞受 LPS 及 DPM 诱导所致的 CFTR、AQP1 与 AQP5 mRNA 及蛋白低表达；柚皮素具有改善 LPS 及 DPM 诱导的呼吸道上皮细胞浆液分泌异常的作用。

在采用 DPM 诱导 BALB/c 小鼠肺水肿模型研究柚皮素对 DPM 致小鼠呼吸道浆液分泌异常的影响时，使用小鼠肺组织滴注、组织干湿重测定、qRT-PCR 及 Elisa 技术，检测肺组织干湿重比、黏蛋白与总蛋白分泌量以及肺组织 CFTR、AQP1 与 AQP5 基因表达的变化。结果表明：DPM 能够诱导小鼠肺损伤，产生肺水肿；柚皮素能够减弱 DPM 诱导的小鼠肺水肿，降低总蛋白分泌，改善浆液黏度，但对小鼠受 DPM 诱导所致的肺组织 CFTR、AQP1 与 AQP5 mRNA 及蛋白低表达无显著调控作用。综合前期本团队药代动力学实验结果，认为口服柚皮素生物利用度低，给药剂量未能达到其作用部位起效浓度。对于细胞模型而言，靶器官加入的柚皮素能够显著恢复 3 种基因的表达，说明其药效是确切存在的，在后续增加给药剂量、延长给药时间也会对其基因表达恢复具有调控作用。

上述研究结果填补了柚皮素对浆液分泌的调控机制研究的空白，具有理论意义和实际应用价值。

参考文献

［1］ JAMES A, CARROLL N. Airway smooth muscle in health and disease: methods of measurement and relation to function ［J］. European respiratory journal, 2000, 15: 782 – 789.

［2］ JANSSEN L J. Ionic mechanisms and Ca^{2+} regulation in airway smooth muscle contraction: do the data contradict dogma? ［J］. American journal of physiology-lung cellular and molecular physiology, 2002, 282: L1161 – L1178.

［3］ SANDERSON M J, DELMOTTE P, BAI Y, et al. Regulation of airway smooth muscle cell contractility by Ca^{2+} signaling and sensitivity ［J］. Proceedings of the American Thoracic Society, 2008, 5: 23 – 31.

［4］ WEBB R C. Smooth muscle contraction and relaxation ［J］. APS refresher course report, 2003, 27 (4): 201 – 206.

［5］ FOLKERTS G, NIJKAMP F P. Airway epithelium: more than just a barrier ［J］. Trends in pharmacological sciences, 1998, 8: 334 – 341.

［6］ INSUELA D B R, DALEPRANE J B, COELHO L P, et al. Glucagon induces airway smooth muscle relaxation by nitric oxide and prostaglandin E_2 ［J］. Journal of endocrinology, 2015, 225: 205 – 217.

［7］ SEMENOV I, WANG B, HERLIHY J T, et al. BK channel beta1-subunit regulation of calcium handling and constriction in tracheal smooth muscle ［J］. American journal of physiology-lung cellular and molecular physiology, 2006, 291: L802 – L810.

［8］ SAVOIA C P, LIU Q H, ZHENG Y M, et al. Calcineurin upregulates local Ca^{2+} signaling through ryanodine receptor-1 in airway smooth muscle cells ［J］. American journal of physiology-lung cellular and molecular physiology, 2014, 307: L781 – L790.

［9］ ROTHBERG B S. The BK channel: a vital link between cellular calcium and electrical signaling ［J］. Protein & cell, 2012, 3: 883 – 892.

［10］ TINKER A, AZIZ Q, THOMAS A. The role of ATP-sensitive potassium channels in cellular function and protection in the cardiovascular system ［J］. British journal of pharmacology, 2014, 171: 12 – 23.

［11］ CLARK R, PROKS P. ATP-Sensitive potassium channels in health and disease ［J］. Advances in experimental medicine and biology, 2010, 654: 165 – 192.

［12］ SHEND K Z, LAGRUTTA A, DAVIES N W, et al. Tetraethylammonium block of slowpoke calcium-activated potassium channels expressed in Xenopus oocytes: evidence for tetrameric channel formation ［J］. European journal of physiology,

1994, 426 (5): 440 – 445.

[13] WALLNER M, MEERA P, TORO L. Determinant for beta-subunit regulation in high-conductance voltage-activated and Ca^{2+}-sensitive K^+ channels: an additional transmembrane region at the N-terminus [J]. Proceedings of the National Academy of Sciences of the United States of America, 1996, 93 (25): 14922 – 14927.

[14] MEERA P, WALLNER M, SONG M, et al. Large conductance voltage-and calcium-dependent K^+ channel, a distinct member of voltage-dependent ion channels with seven N-terminal transmembrane segments (S0 ~ S6), and extracellular N-terminus, and an intracellular (S9 ~ S10) C terminus [J]. Proceedings of the National Academy of Sciences of the United States of America, 1997, 94 (25): 14066 – 14071.

[15] MORROW J P, ZAKHAROV S I, LIU G, et al. Defining the BK channel domains required for beta 1-subunit modulation [J]. Proceedings of the National Academy of Sciences of the United States of America, 2006, 103 (13): 5096 – 5101.

[16] LIU G, ZAKHAROV S I, YANG L, et al. Locations of the beta 1 transmembrane helices in the BK potassium channel [J]. Proceedings of the National Academy of Sciences of the United States of America, 2008, 105 (31): 10727 – 10732.

[17] KOVAL O M, FAN Y, ROTHBERG B S. A role for the S0 transmembrane segment in voltage-dependent gating of BK channels [J]. Journal of general physiology, 2007, 129 (3): 209 – 220.

[18] PANTAZI A, KOHANTEB A P, OLCESE R. Relative motion of transmembrane segments S0 and S4 during voltage sensor activation in the human BK_{Ca} channel [J]. Journal of general physiology, 2010, 136 (6): 645 – 657.

[19] WEBB T I, KSHATRI A S, LARGE R J, et al. Molecular mechanisms underlying the effect of the novel BK channel opener GoSlo: involvement of the S4/S5 linker and the S6 segment [J]. Proceedings of the National Academy of Sciences of the United States of America, 2015, 112 (7): 2064 – 2069.

[20] ZHANG G, YANG H, LIANG H, et al. A charged residue in s4 regulates coupling among the activation gate, voltage, and Ca^{2+} sensors in BK channels [J]. Journal of neuroscience, 2014, 34 (37): 12280 – 12288.

[21] ZHOU Y, XIA X, LINGLE C J. Cadmium-cysteine coordination in the BK inner pore region and its structural and functional implications [J]. Proceedings of the National Academy of Sciences of the United States of America, 2015, 112 (16): 5237 – 5242.

[22] SCHREIBER M, SALKOFF L. A novel calcium-sensing domain in the BK channel [J]. Biophysical journal, 1997, 73 (3): 1355 – 1363.

[23] SCHREIBER M, YUAN A, SALKOFF L. Transplantable sites confer calcium sensitivity to BK channels [J]. Nature neuroscience, 1999, 2 (5): 416 - 421.

[24] JIANG Y, PICO A, CADENE M, et al. Structure of the RCK domain from the *E. coli* K$^+$ channel and demonstration of its presence in the human BK channel [J]. Neuron, 2001, 29 (3): 593 - 601.

[25] BAO L, RAPIN A M, HOLMSTRAND E C, et al. Elimination of the BK$_{Ca}$ channel's high-affinity Ca^{2+} sensitivity [J]. Journal of general physiology, 2002, 120 (2): 173 - 189.

[26] NIMIGEAN C M, MAGLEBY K L. The beta subunit increases the Ca^{2+} sensitivity of large conductance Ca^{2+}-activated potassium channels by retaining the gating in the bursting states [J]. Journal of general physiology, 1999, 113 (3): 425 - 439.

[27] BRENNER R, PERÉZ G J, BONEV A D, et al. Vasoregulation by the beta 1 subunit of the calcium-activated potassium channel [J]. Nature, 2000, 407 (6806): 870 - 876.

[28] COX D H, ALDRICH R W. Role of the beta 1 subunit in large-conductance Ca^{2+}-activated K$^+$ channel gating energetics-Mechanisms of enhanced Ca^{2+} sensitivity [J]. Journal of general physiology, 2000, 116 (3): 411 - 432.

[29] NIMIGEAN C M, MAGLEBY K L. Functional coupling of the β1 subunit to the large conductance Ca^{2+}-activated K$^+$ channel in the absence of Ca^{2+} [J]. Journal of general physiology, 2000, 115 (6): 719 - 734.

[30] PATTERSON AJ, HENRIE-OLSON J, BRENNER R. Vasoregulation at the molecular level: A role for the beta 1 subunit of the calcium-activated potassium (BK) channel [J]. Trends in cardiovascular medicine, 2002, 12: 78 - 82.

[31] ZHU Y, BIAN Z, LU PING, et al. Abnormal vascular function and hypertension in mice deficient in estrogen receptor beta [J]. Science, 2002, 295 (5554): 505 - 508.

[32] BAO L, COX D H. Gating and ionic currents reveal how the BK$_{Ca}$ channel's Ca^{2+} sensitivity is enhanced by its beta 1 subunit [J]. Journal of general physiology, 2005, 126 (4): 393 - 412.

[33] MOCZYDLOWSKI E, LATORRE R. Gating kinetics of Ca^{2+}-activated K$^+$ channels from rat muscle incorporated into planar lipid bilayers. Evidence for two voltage-dependent Ca^{2+} binding reactions [J]. The journal of general physiology, 1983, 82 (4): 511 - 542.

[34] ROTHBERG B S, MAGLEBY K L. Voltage and Ca^{2+} activation of single large-conductance Ca^{2+}-activated K$^+$ channels described by a two-tiered allosteric gating

mechanism〔J〕. Journal of general physiology, 2000, 116（1）: 75 - 99.

〔35〕 HORRIGAN F T, ALDRICH R W. Coupling between voltage sensor activation, Ca^{2+} binding and channel opening in large conductance（BK）potassium channels〔J〕. Journal of general physiology, 2002, 120（4）: 267 - 305.

〔36〕 MEREDITH A L, THORNELOE K S, WERNER M E, et al. Overactive bladder and incontinence in the absence of the BK large conductance Ca^{2+}-activated K^+ channel〔J〕. Journal of biological chemistry, 2004, 279（35）: 36746 - 36752.

〔37〕 BRENNER R, CHEN Q H, VILAYTHONG A, et al. BK channel beta 4 subunit reduces dentate gyrus excitability and protects against temporal lobe seizures〔J〕. Nature neuroscience, 2005, 8（12）: 1752 - 1759.

〔38〕 WERNER M E, ZVARA P, MEREDITH A L, et al. Erectile dysfunction in mice lacking the large-conductance calcium-activated potassium（BK）channel〔J〕. Journal of physiology-london, 2005, 567（2）: 545 - 556.

〔39〕 IMLACH W L, FINCH S C, DUNLOP J, et al. The molecular mechanism of "Ryegrass Staggers" a neurological disorder of K^+ channels〔J〕. Journal of pharmacology and experimental therapeutics, 2008, 327（3）: 657 - 664.

〔40〕 SEIBOLD M A, WANG B, ENG C, et al. An African-specific functional polymorphism in KCNMB1 shows sex - specific association with asthma severity〔J〕. Human molecular genetics, 2008, 17（17）: 2681 - 2690.

〔41〕 WANG B, ROTHBERG B S, BRENNER R. Mechanism of increased BK channel activation from a channel mutation that causes epilepsy〔J〕. Journal of general physiology, 2009, 133（3）: 283 - 294.

〔42〕 SEMENOV I, WANG B, HERLIHY J T, et al. BK channel beta1 subunits regulate airway contraction secondary to M2 muscarinic acetylcholine receptor mediated depolarization〔J〕. Journal of physiology-London, 2011, 589（7）: 1803 - 1817.

〔43〕 TURCOTTE S E, LOUGHEED M D. Cough in asthma〔J〕. Curr Opin Pharmacol, 2011, 11: 231 - 237.

〔44〕 MINOGUCHI K, ODA N, ADACHI M. T Helper 2 lymphocyte responses and airway inflammation in atopic patients with cough variant asthma and classic asthma〔J〕. Int Arch Allergy Immunol, 2001, 124: 318 - 320.

〔45〕 DE DIEGO A, MARTINEZ E, PERPINA M, et al. Airway inflammation and cough sensitivity in cough-variant asthma〔J〕. Allergy, 2005, 60: 1407 - 1411.

〔46〕 NIIMI A. Cough and Asthma〔J〕. Curr Respir Med Rev, 2011, 1: 47 - 54.

〔47〕 NIIMI A. Cough Variant Asthma〔J〕. Clinical pulmonary medicine, 2008, 15: 189 - 196.

[48] MAGNI C, CHELLINI E, ZANASI A. Cough variant asthma and atopic cough [J]. Multidiscip Respir Med, 2010, 5: 99 – 103.

[49] BRIGHTLING C E. Cough due to asthma and nonasthmatic eosinophilic bronchitis [J]. Lung, 2010, 188: 13 – 17.

[50] ANTONIU S A, MIHAESCU T, DONNER C F. Pharmacotherapy of cough-variant asthma [J]. Expert Opin Pharmaco, 2007, 8: 3021 – 3028.

[51] ABOUZGHEIB W, PRATTER M R, BARTTER T. Cough and asthma [J]. Curr Opin Pulm Med, 2007, 13: 44 – 48.

[52] BENOIT C, RENAUDON B, SALVAIL D, et al. EETs relax airway smooth muscle via an EpDHF effect: BK (Ca) channel activation and hyperpolarization [J]. American journal of physiology-lung cellular and molecular physiology, 2001, 280: L965 – L973.

[53] KOTLIKOFF M I, KAMM K E. Molecular mechanisms of beta-adrenergic relaxation of airway smooth muscle [J]. Annu Rev Physiol, 1996, 58: 115 – 141.

[54] DERICHS N, JIN B J, SONG Y, et al. Hyperviscous airway periciliary and mucous liquid layers in cystic fibrosis measured by confocal fluorescence photobleaching [J]. FASEB J, 2011, 25: 2325 – 2332.

[55] MORAN O, ZEGARRA-MORAN O. On the measurement of the functional properties of the CFTR [J]. Journal of cystic fibrosis, 2008, 7 (6): 483 – 494.

[56] ROWE S M, MILLER S, SORSCHER E J. Cystic fibrosis [J]. New Engl J Med, 2005, 352: 1992 – 2001.

[57] SHEPPARD D N, WELSH M J. Structure and function of the CFTR chloride channel [J]. Physiological reviews, 1999, 79 (1 Suppl): S23 – S45.

[58] SKOWRON-ZWARG M, BOLAND S, CARUSO N, et al. Interleukin-13 interferes with CFTR and AQP5 expression and localization during human airway epithelial cell differentiation [J]. Experimental cell research, 2007, 313 (12): 2695 – 2702.

[59] THIAGARAJAH J R, VERKMAN A S. CFTR pharmacology and its role in intestinal fluid secretion [J]. Current opinion in pharmacology, 2003, 3 (6): 594 – 599.

[60] RAMACHANDRAN S, KARP P H, JIANG P, et al. A microRNA network regulates expression and biosynthesis of wild-type and ΔF508 mutant cystic fibrosis transmembrane conductance regulator [J]. P Natl Acad Sci USA, 2012, 109: 13362 – 13367.

[61] BROUILLARD F, BOUTHIER M, LECLERC T, et al. NF-B Mediates Up-regulation of CFTR gene expression in Calu-3 cells by interleukin-1β [J]. Biol Chem,

2001, 276: 9486 – 9491.

[62] KULKA M, DERY R, NAHIRNEY D, et al. Differential regulation of cystic fibro-sis transmembrane conductance regulator by interferon γ in mast cells and epithelial cells [J]. J Pharmacol Exp Ther, 2005, 315: 563 – 570.

[63] DE LEMOS BARBOSA C M, SOUZA-MENEZES J, AMARAL A G, et al. Regu-lation of CFTR expression and arginine vasopressin activity are dependent on poly-cystin-1 in kidney-derived cells [J]. Cell Physiol Biochem, 2016, 38: 28 – 39.

[64] ROUX J, CARLES M, KOH H, et al. Transforming growth factor 1 inhibits cystic fibrosis transmembrane conductance regulator-dependent cAMP-stimulated alveolar epithelial fluid transport via a phosphatidylinositol 3-Kinase-dependent mechanism [J]. J Biol Chem, 2010, 285: 4278 – 4290.

[65] HSIEH A C, TRUITT M L, RUGGERO D. Oncogenic AKTivation of translation as a therapeutic target [J]. Br J Cancer, 2011, 105: 329 – 336.

[66] HE Z, GAO Y, DENG Y, et al. Lipopolysaccharide induces lung fibroblast prolif-eration through Toll-like receptor 4 signaling and the phosphoinositide3-kinase-Akt pathway [J]. PLoS One, 2012; 7: e35926.

[67] YANG Y, CHENG Y, LIAN Q Q, et al. Contribution of CFTR to alveolar fluid clearance by lipoxin A4 via PI3K/Akt pathway in LPS-induced acute lung injury [J]. Mediators inflamm, 2013, 2013: 862628.

[68] RAMSEY B W, DAVIES J, MCELVANEY N G, et al. A CFTR potentiator in pa-tients with cystic fibrosis and the G551D mutation [J]. New Engl J Med, 2011, 365: 1663 – 1672.

[69] ZHAO Y, JOSHI-BARVE S, BARVE S, et al. Eicosapentaenoic acid prevents LPS-induced TNF-α expression by preventing NF-κB activation [J]. Journal of The American College of Nutrition, 2004, 23 (1): 71 – 78.

[70] SHEN H, YOSHIDA H, YAN F, et al. Synergistic induction of MUC5AC mucin by nontypeable haemophilus influenzae and streptococcus pneumoniae [J]. Bio-chemical and biophysical research communications, 2008, 365 (4): 795 – 800.

[71] KAN H, LONDON S J, CHEN G, et al. Differentiating the effects of fine and coarse particles on daily mortality in Shanghai [J]. Environ Int, 2007, 33 (3): 376 – 384.

[72] WICHMANN H E. Diesel exhaust particles [J]. Inhal Toxicol, 2007, 19 (Sup-pl. 1): 241 – 244.

[73] LI P, XIN J, WANG Y, et al. The acute effects of fine particles on respiratory mortality and morbidity in Beijing, 2004—2009 [J]. Environ Sci Pollut Res, 2013, 20 (9): 6433 – 6444.

[74] VINIKOOR-IMLER L C, DAVIS J A, LUBEN T J. An ecologic analysis of county-level PM2.5 concentrations and lung cancer incidence and mortality [J]. Int J Environ Res Public Health, 2011, 8 (6): 1865-1871.

[75] BRUNEKREEF B, HOLGATE S T. Air pollution and health [J]. Lancet, 2002, 360: 1233-1242.

[76] APTE J S, MARSHALL J D, COHEN A J, et al. Addressing global mortality from ambient PM2.5 [J]. Environ Sci Technol, 2015, 49 (13): 8057-8066.

[77] LIM S S, VOS T, FLAXMAN A D, et al. A comparative risk assessment of burden of disease and injury attributable to 67 risk factors and risk factor clusters in 21 regions, 1990—2010: a systematic analysis for the global burden of disease study 2010 [J]. Lancet, 2012, 380 (9859): 2224-2260.

[78] YANG G, WANG Y, ZENG Y, et al. Rapid health transition in China, 1990-2010: findings from the global burden of disease study 2010 [J]. Lancet, 2013, 381 (9882): 1987-2015.

[79] RIVA D R, MAGALHāES C B, LOPES A A, et al. Low dose of fine particulate matter (PM2.5) can induce acute oxidative stress, inflammation and pulmonary impairment in healthy mice [J]. Inhal toxicol, 2011, 23 (5): 257-267.

[80] UPADHYAY D, PANDURI V, GHIO A, et al. Particulate matter induces alveolar epithelial cell DNA damage and apoptosis: role of free radicals and the mitochondria [J]. Am J Respir Cell Mol Biol, 2003, 29 (2): 180-187.

[81] WU J, SHI Y, ASWETO C O, et al. Fine particle matters induce DNA damage and G2/M cell cycle arrest in human bronchial epithelial BEAS-2B cells [J]. Environ Sci Pollut Res Int, 2017, 24 (32): 25071-25081.

[82] YANG J, HUO T, ZHANG X, et al. Oxidative stress and cell cycle arrest induced by short-term exposure to dustfall PM2.5 in A549 cells [J]. Environ Sci Pollut Res Int, 2018, 25 (23): 22408-22419.

[83] LI N, HAO M, PHALEN R F, et al. Particulate air pollutants and asthma. A paradigm for the role of oxidative stress in PM-induced adverse health effects [J]. Clin Immunol, 2003, 109 (3): 250-265.

[84] PALLESCHI S, ROSSI B, ARMIENTO G, et al. Toxicity of the readily leachable fraction of urban PM2.5 to human lung epithelial cells: role of soluble metals [J]. Chemosphere, 2018, 196: 35-44.

[85] COHEN R A, PETSONK E L, ROSE C, et al. Lung pathology in U. S. Coal workers with rapidly progressive pneumoconiosis implicates silica and silicates [J]. Am J Resp Crit Care Med, 2016, 193 (6): 673-680.

[86] MAHDAVINIA M, KESHAVARZIAN A, TOBIN M C, et al. A comprehensive re-

view of the nasal microbiome in chronic rhinosinusitis (CRS) [J]. Clin Exp Allergy, 2016, 46 (1): 21 – 41.

[87] AUTIO T J, TAPIAINEN T, KOSKENKORVA T, et al. The role of microbes in the pathogenesis of acute rhinosinusitis in young adults [J]. Laryngoscope, 2015, 125 (1): 1 – 7.

[88] BARI M R, HIRON M M, ZAMAN S M, et al. Microbes responsible for acute exacerbation of COPD [J]. Mymensingh medical journal: MMJ, 2010, 19 (4), 576 – 85.

[89] LIU H, FAN X, WANG N, et al. Exacerbating effects of PM2. 5 in OVA-sensitized and challenged mice and the expression of TRPA1 and TRPV1 proteins in lungs [J]. J Asthma, 2017, 54 (8): 807 – 817.

[90] PARK I H, KANG J H, KIM J A, et al. Diesel exhaust particles enhance MUC4 expression in NCI-H292 cells and nasal epithelial cells via the p38/CREB pathway [J]. Int Arch Allergy Immunol, 2016, 3 – 4 (171): 209 – 216.

[91] HUANG L, PU J, HE F, et al. Positive feedback of the amphiregulin-EGFR – ERK pathway mediates PM2. 5 from wood smoke-induced MUC5AC expression in epithelial cells [J]. Sci Rep, 2017, 7 (1): 11084.

[92] WANG H, SONG L, JU W, et al. The acute airway inflammation induced by PM2. 5 exposure and the treatment of essential oils in Balb/c mice. Sci Rep, 2017, 7: 44256.

[93] ICHINOSE T, TAKANO H, SADAKANE K, et al. Mouse strain differences in eosinophilic airway inflammation caused by intratracheal instillation of mite allergen and diesel exhaust particles [J]. J Appl Toxicol, 2004, 24 (1): 69 – 76.

[94] ROBERTSON S, GRAY G A, DUFFIN R, et al. Diesel exhaust particulate induces pulmonary and systemic inflammation in rats without impairing endothelial function ex vivo or in vivo [J]. Part fibre toxicol, 2012, 9: 9.

[95] SKOVMAND A, DAMIAO GOUVEIA A C, KOPONEN I K, et al. Lung inflammation and genotoxicity in mice lungs after pulmonary exposure to candle light combustion particles [J]. Toxicol Lett, 2017, 276: 31 – 38.

[96] DENG X, ZHANG F, RUI W, et al. PM2. 5-induced oxidative stress triggers autophagy in human lung epithelial A549 cells [J]. Toxicol In Vitro, 2013, 27 (6): 1762 – 1770.

[97] GAO S, LI P B, YANG H L, et al. Antitussive effect of naringin on experimentally induced cough in guinea pigs [J]. Planta Med, 2011, 77 (1): 16 – 21.

[98] LUO Y L, ZHANG C C, LI P B, et al. Naringin attenuates enhanced cough, airway hyperresponsiveness and airway inflammation in a guinea pig model of chronic

bronchitis induced by cigarette smoke ［J］. Int Immunopharmacol, 2012, 13 (3)：301 – 307.

［99］ JIAO H Y, SU W W, LI P B, et al. Therapeutic effects of naringin in a guinea pig model of ovalbumin-induced cough-variant asthma ［J］. Pulm Pharmacol Ther, 2015, 33：59 – 65.

［100］ NIE Y C, WU H, LI P B, et al. Naringin attenuates EGF-induced MUC5AC secretion in A549 cells by suppressing the cooperative activities of MAPKs-AP-1 and IKKs-IkappaB-NF-kappaB signaling pathways ［J］. Eur J Pharmacol, 2012, 690 (1 – 3)：207 – 213.

［101］ LIN B Q, LI P B, WANG Y G, et al. The expectorant activity of naringenin ［J］. Pulm Pharmacol Ther, 2008, 21 (2)：259 – 263.

［102］ SHI R, XIAO Z T, ZHENG Y J, et al. Naringenin regulates CFTR activation and expression in airway epithelial cells ［J］. Cell Physiol Biochem, 2017, 44 (3)：1146 – 1160.

［103］ LIU Y, SU W W, WANG S, et al. Naringin inhibits chemokine production in an LPS-induced RAW 264. 7 macrophage cell line ［J］. Mol Med Rep, 2012, 6 (6)：1343 – 1350.

［104］ LIU Y, WU H, NIE Y C, et al. Naringin attenuates acute lung injury in LPS-treated mice by inhibiting NF-κB pathway ［J］. Int Immunopharmacol, 2011, 11 (10)：1606 – 1612.

［105］ Nie Y C, Wu H, Li P B, et al. Anti-inflammatory effects of naringin in chronic pulmonary neutrophilic inflammation in cigarette smoke-exposed rats ［J］. J Med Food, 2012, 15 (10)：894 – 900.

［106］ CHEN Y, NIE Y C, LUO Y L, et al. Protective effects of naringin against paraquat-induced acute lung injury and pulmonary fibrosis in mice ［J］. Food Chem Toxicol, 2013, 58：133 – 140.

［107］ CHEN Y, WU H, NIE Y C, et al. Mucoactive effects of naringin in lipopolysaccharide-induced acute lung injury mice and beagle dogs ［J］. Environ Toxicol Pharmacol, 2014, 38 (1)：279 – 287.

［108］ 李泮霖, 廖弈秋, 刘宏, 等. 采用 iTRAQ 技术研究柚皮苷对烟熏所致小鼠急性肺部炎症相关蛋白表达的影响 ［J］. 中山大学学报 (自然科学版), 2017, 56 (4)：102 – 110.

［109］ YANG Z, PAN A, ZUO W, et al. Relaxant effect of flavonoid naringenin on contractile activity of rat colonic smooth muscle ［J］. J Ethnopharmacol, 2014, 155：1177 – 1183.

［110］ Saponara S, Testai L, Iozzi D, et al. （ + ╱ – ）– Naringenin as large conductance Ca^{2+}-activated K^+ (BK_{Ca}) channel opener in vascular smooth muscle cells [J]. Brit J Pharmacol, 2006, 149: 1013 – 1021.

[111] Hsu H T, Tseng Y T, Lo Y C, et al. Ability of naringenin, a bioflavonoid, to activate M-type potassium current in motor neuron-like cells and to increase BK_{Ca}-channel activity in HEK293T cells transfected with α-hSlo subunit [J]. BMC Neurosci, 2014, 15: 135.

[112] NIELSEN-KUDSK J E. Potassium channel modulation: a new drug principle for regulation of smooth muscle contractility. Studies on isolated airways and arteries [J]. Dan Med Bull, 1996, 43: 429 – 447.

[113] GHATTA S, NIMMAGADDA D, XU X, et al. Large-conductance, calcium-activated potassium channels: structural and functional implications [J]. Pharmacol therapeut, 2006, 110: 103 – 116.

[114] CHUNG K F, PAVORD I D. Prevalence, pathogenesis, and causes of chronic cough [J]. Lancet, 2008, 9621: 1364 – 1374.

[115] MARTHAN R, MOLIMARD M. Special characteristics of bronchial smooth muscle cells [J]. Rev Mal Respir, 2000, 17: 544 – 548.

[116] HIROTA S, HELLI P, JANSSEN L J. Ionic mechanisms and Ca^{2+} handling in airway smooth muscle [J]. Eur Respir J, 2007, 30: 114 – 133.

[117] CUTHBERT A W, MACVINISH L J. Mechanisms of anion secretion in Calu-3 human airway epithelial cells by 7, 8-benzoquinoline [J]. Br J Pharmacol, 2003, 140: 81 – 90.

[118] VIJ N, MAZUR S, ZEITLIN P L. CFTR is a negative regulator of NF-B mediated innate immune response [J]. PLoS One, 2009, 4: e4664.

[119] GAO Z, SU X. CFTR regulates acute inflammatory responses in macrophages [J]. QJM, 2015, 108: 951 – 958.

[120] YU D H, MA C H, YUE Z Q, et al. Protective effect of naringenin against lipopolysaccharide-induced injury in normal human bronchial epithelium via suppression of MAPK signaling [J]. Inflammation, 2015, 38: 195 – 204.

[121] YANG Z H, YU H J, PAN A, et al. Cellular mechanisms underlying the laxative effect of flavonol naringenin on rat constipation model [J]. PLoS One, 2008, 3: e3348.

[122] ILLEK B, LIZARZABURU M E, LEE V, et al. Structural determinants for activation and block of CFTR-mediated chloride currents by apigenin [J]. Am J Physiol-Cell Ph 2000, 279: C1838-C1846.

[123] HAO Y, CHEUNG C S, YIP W C, et al. Nobiletin stimulates chloride secretion in human bronchial epithelia via a cAMP/PKA-dependent pathway [J]. Cell

physiol biochem, 2015, 37: 306 – 320.

[124] FISCHER H, ILLEK B. Activation of the CFTR Cl⁻ channel by trimethoxyflavone in vitro and in vivo [J]. Cell physiol biochem, 2008, 22: 685 – 692.

[125] PONDUGULA S R, KAMPALLI S B, WU T, et al. cAMP-stimulated Cl⁻ secretion is increased by glucocorticoids and inhibited by bumetanide in semicircular canal duct epithelium [J]. BMC physiology, 2013, 13: 6.

[126] ZEGARRA-MORAN O, GALIETTA L J V. CFTR pharmacology [J]. Cell Mol Life Sci, 2017, 74: 117 – 128.

[127] COLLAWN J F, MATALON S. CFTR and lung homeostasis. Am J Physiol Lung Cell Mol Physiol [J]. 2014, 307: L917 – L923.

[128] MONTERISI S, CASAVOLA V, ZACCOLO M. Local modulation of cystic fibrosis conductance regulator: cytoskeleton and compartmentalized cAMP signalling [J]. Br J Pharmacol, 2013, 169: 1 – 9.

本章缩略词

AC：adenylate cyclase/腺苷酸环化酶

AQPs：aquaporins/水通道蛋白

ASL：airway surface liquid/呼吸道表面液体

BK：large-conductance K^+ channel/大电导钾通道

BK_{Ca}：large-conductance Ca^{2+}-activated K^+ channel/大电导钙激活钾离子通道

CaCC：Ca^{2+}-activated Cl^- channel/钙离子激活 Cl^- 通道

CaM：calmodulin/钙调蛋白

cAMP：cyclic adenosine monophosphate/环磷酸腺苷

CCh：Carbachol/卡巴可

CF：cystic fibrosis/囊性纤维化疾病

CFTR：cystic fibrosis transmembrane conductance regulator/囊性纤维化跨膜传导调节蛋白

CVA：cough variant asthma/咳嗽变异性哮喘

DAG：diacylglycerol/二酰基甘油

DIDS：4,4′-diisothiocyanatostilbene-2,2′-disulfonic acid/钙离子激活的 Cl^- 通道阻断剂

DMEM/F12：dulbecco's modified eagle's medium/F12/DMEM/F12 培养基

DMSO：dimethyl sulfoxide/二甲基亚砜

DPC：diphenylamine-2-carboxylic acid/非选择性 Cl^- 通道阻断剂

DPM：diesel particulate matter/柴油颗粒物

ENaC：epithelial sodium channel/上皮钠离子通道

FBS：fetal bovine serum/胎牛血清

GLI：Glibenclamide/格列本脲

HBSS 溶液：Hank's balanced salt solution

IBMX：3-isobutyl-1-methylxanthine/磷酸二酯酶抑制剂

IbTX：iberiotoxin/蝎毒素

I_{SC}：short circuit current/短路电流

KATP：ATP sensitive K^+ channel/ATP 敏感钾离子通道

K-H 溶液：Krebs-Henseleit solution

K-SFM：Keratinocyte serum free medium/K-SFM 培养基

LPS：lipopolysaccharide/脂多糖

ML：mucus layer/黏液层

MLC：myosin light chain/肌球蛋白轻链

MLCK：myosin light chain kinase/肌球蛋白轻链激酶

MLCP：myosin light chain phosphatase/肌球蛋白轻链磷酸酶

Na^+/K^+-ATPase：sodium potassium pump/钠钾泵

NCX：sodium calcium exchanger/钠钙交换体

NKCC：sodium potassium chloride cotransporter/钠钾氯共转运体

N-PSS 溶液：normal physiological saline solution

PBS：phosphate buffer solution/磷酸盐缓冲液

PCL：periciliary fluid layer/纤毛周液层

PDE：phosphodiesterase/磷酸二酯酶

PKA：protein kinase A/蛋白激酶 A

PKC：protein kinase C/蛋白激酶 C

qRT-PCR：quantitative real-time polymerase chain reaction/实时定量聚合酶连锁反应

TEA：tetraethylammonium/四乙铵

TLR4：Toll-like receptor 4/Toll 样受体 4

VOCC：voltage-gated calcium channel/电压门控 Ca^{2+} 离子通道

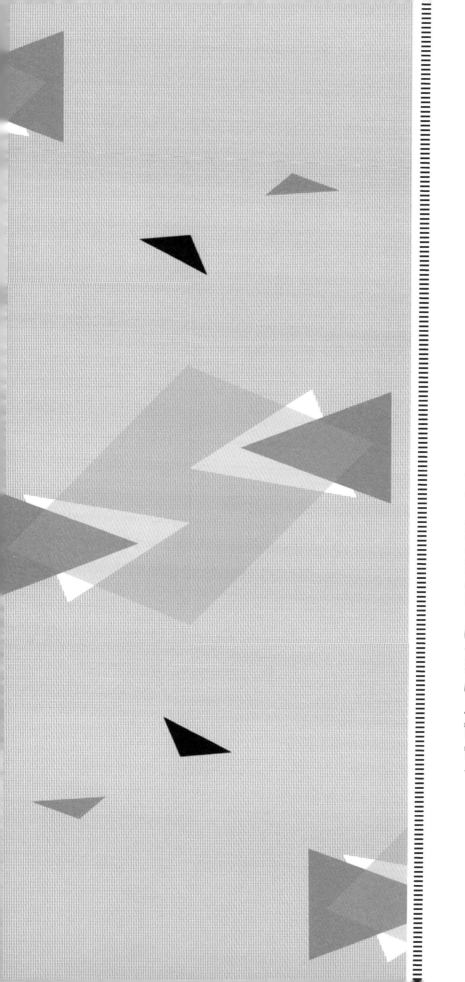

第二章　柚皮素肺部给药的成药性研究

第一节　引　　言

一、柚皮素研究概况

（一）柚皮素的药理作用

柚皮素是二氢黄酮类化合物，广泛存在于芸香科植物的果皮和果肉中。[1-2]本团队研究发现，柚皮素是南药化橘红有效单体柚皮苷在体内的主要代谢产物，是其在体内发挥药效作用的物质基础。大量研究表明，柚皮素具有多种药理活性。[3-14]

1. 镇咳作用

柚皮素对辣椒素、枸橼酸所致的豚鼠实验性咳嗽具有显著的镇咳作用，对烟熏所致的豚鼠慢性病理性咳嗽及卵蛋白介导的豚鼠咳嗽变异性哮喘均具有显著的抑制作用。药理作用机制研究表明，柚皮素对中枢性诱咳所致的豚鼠咳嗽没有影响，提示其镇咳部位不在中枢。进一步研究表明，柚皮素可通过抑制位于呼吸道的快速适配受体（RARs）放电来实现镇咳，说明柚皮素为外周镇咳药物。[15]与作用于中枢神经系统的药物相比，柚皮素具有安全、无成瘾性的优势。[16-17]柚皮素可通过抑制烟熏诱导的肺组织 P 物质的含量与神经激肽 – 1（NK-1）受体表达的增加，抑制肺组织中性内肽酶（NEP 酶）活性的下降来抑制烟熏所致的慢性咳嗽。此外，柚皮素还能通过激活大电导激活钾离子通道（BK_{Ca}通道），引起呼吸道平滑肌超极化，使细胞内 Ca^{2+} 浓度降低，产生呼吸道舒张作用，从而抑制咳嗽变异性哮喘。

2. 化痰作用

柚皮素可促进小鼠气道酚红排泌，提高家鸽气道纤毛的转运功能，还能抑制气道上皮细胞中黏蛋白 MUC5AC 的分泌。药理作用机制研究表明，柚皮素的化痰作用是通过调节痰液中的黏液和浆液分泌来实现的。一方面，柚皮素能显著抑制 LPS 和 EGF 诱导的气道黏蛋白的合成、分泌以及气道上皮杯状细胞的增生，使痰液的黏度下降；[18-20]另一方面，柚皮素通过增加气道上皮细胞环磷酸腺苷（cAMP）的分泌、促进 CFTR 的表达，刺激 Cl^- 的分泌，从而使浆液的分泌增加，起到稀释痰液，使痰液易于咳出的作用。

3. 抗炎作用

柚皮素不仅可显著抑制 LPS 诱导的小鼠[21]和 Beagle 犬[19]急性肺部炎症，还可显著抑制烟熏诱导的豚鼠[22]和大鼠[23]呼吸系统慢性炎症。此外，研究表明柚皮素对 PM 2.5、百草枯、卵蛋白、肺炎支原体、金黄色葡萄球菌等刺激因素所致的肺部炎症均具有抑制作用，并能显著改善肺功能。药理作用机制研究表明，柚皮素的抗炎机制可能与抑制 P13K/AKT、NF-κB 信号通路、抑制气道上皮细胞的自噬有关。

呼吸系统疾病为常见病、多发病，其中儿童和老年人由于免疫机能低，易受多种因素影响而出现咳嗽症状，尤其是慢性咳嗽（持续 8 周以上）。柚皮素具有良好的镇咳、化痰及抗炎作用，作用机制明确，安全性好，在儿童、老年人咳嗽和慢性炎症的治疗中具有广阔的应用前景。[24]

（二）柚皮素的药代动力学研究

柚皮素静脉注射给药和灌胃给药在成年新西兰白兔体内的药代动力学行为研究表明，[25]其绝对生物利用度以游离柚皮素计仅为 4%，按酶解后的柚皮素总浓度计为 8%；灌胃给药后，白兔循环系统中柚皮素结合物与游离柚皮素的浓度比值远高于静脉注射给药后白兔循环系统中的相应比值；表明灌胃给药后大部分柚皮素会在胃肠道中代谢为结合物，再以结合物的形式进入血液循环。方铁铮[26]研究发现，柚皮素经大鼠灌胃给药进入体内后主要以葡萄糖醛酸结合物的形式存在，其绝对生物利用度以游离柚皮素计为 3.8%，按酶解后的柚皮素总浓度计为 39.8%。Ma[27]等测定了大鼠灌胃给予柚皮素后血浆中游离柚皮素及总柚皮素（游离柚皮素及其葡萄糖醛酸结合物的总和）的浓度，结果表明游离柚皮素的 T_{max} 为 15 min，而总柚皮素的 T_{max} 为 2 小时，说明游离柚皮素比其葡萄糖醛酸结合物更易吸收入血。Mohsen[28]等采用同位素标记法测定了大鼠灌胃给予柚皮素 2 小时和 18 小时后柚皮素及其结合物在各组织中的浓度，结果表明给药 2 小时后，大部分柚皮素以结合物的形式分布于大鼠的小肠、血浆、肝和肾脏中，小部分游离柚皮素分布于肺、心和脾脏中；给药 18 小时后，大部分组织中检测到的柚皮素浓度水平为 2 小时时的 1%～5%，且主要以游离柚皮素的形式存在。

方铁铮[26]系统考察了柚皮素经灌胃给药后在大鼠体内的组织分布情况，结果表明柚皮素给药后在体内的分布广泛，在小肠、肝、肾中主要以葡萄糖醛酸结合物的形式存在，而在其他组织则大部分以游离柚皮素的形式存在。以柚皮素总浓度计算，在各组织中的含量依次为胃＞小肠＞肝＞肾＞肺＞肌肉＞睾丸＞心＞脾＞脑。

上述研究表明柚皮素的口服生物利用度较低，且在靶器官肺组织中的分布不高，这些因素都限制了柚皮素药效的发挥，需要用制剂手段加以解决。

（三）柚皮素制剂的研究概况

药物制剂是药物临床使用的最终形式，其基本要求是安全、有效、稳定。应根据药物的性质和治疗目的选择合适的剂型与给药方式。剂型不同，给药部位和吸收途径会有很大差异。柚皮素作为二氢黄酮类化合物，其低溶解度、低生物利用度均影响了它的临床应用。因此，改善柚皮素的理化性质，提高其生物利用度，是柚皮素制剂研究中亟待解决的问题。

Wang[29]等用薄膜分散法制备了柚皮素脂质体，与原料药相比，柚皮素脂质体的体外释药速率明显提高，约为原料药的2倍。药动学研究结果表明，小鼠灌胃给予柚皮素脂质体的生物利用度较原料药提高了13.44倍，且分布在肝脏的药量也有所提高。Khan[30]等制备了柚皮素自乳化纳米制剂，所得制剂粒径为38.2 nm，粒径的减小可使药物的释药表面积增大；在体外溶出试验中，该制剂在45 min内即可释药完全，而原料药在2 h内的释药量仅为总量的15%。药动学研究结果表明，柚皮素自乳化纳米制剂的口服生物利用度为原料药的2.82倍。Gera[31]等以聚乙烯吡咯烷酮K-90为稳定剂，运用反溶剂超声沉淀法制备了柚皮素纳米混悬液，并考察了该制剂的体外溶出速率、小肠渗透性和药动学行为。结果表明，柚皮素形成纳米混悬液以后，由原来的晶体结构转变为无定型结构，晶型结构的转变使制剂的体外释药速率较原料药提高了约2.17倍。柚皮素在大鼠在体单向肠灌流模型上的有效渗透系数（P_{eff}）从原来的（0.09 ± 0.002）$\times 10^{-4}$ cm/s提高至（0.4 ± 0.07）$\times 10^{-4}$ cm/s。大鼠灌胃给予柚皮素纳米混悬液和原料药对比后发现，制剂的生物利用度明显提高，约为原料药的1.8倍。Khan[32]等以新型接枝聚合物聚乙烯己内酰胺 – 聚乙酸乙烯酯 – 聚乙二醇接枝共聚物（soluplus）为载体，运用溶剂蒸发法制备了柚皮素固体分散剂。相溶解度实验结果表明，10%（w/v）soluplus可使柚皮素的溶解度由原来的46 μg/mL提高至18025 μg/mL，体外溶出速率也提高至原料药的20倍。药动学研究结果表明，柚皮素固体分散剂经灌胃给药后在大鼠中的生物利用度为其原料药的2倍。

以上研究通过减小药物粒径、改变晶型、选择适当辅料作为药物载体等方法不同程度地提高了柚皮素的生物利用度。然而，口服给药的生物利用度还受胃排空速度和肠蠕动、胃肠内容物及首过效应的影响，且药物作用的快慢和强弱还取决于其进入靶器官的速度和浓度。因此，可探究其他给药途径，进一步提高柚皮素的生物利用度及靶器官药物的浓度分布。

二、肺部给药概述

（一）肺部给药优势

肺部给药是指药物通过特殊装置直接进入呼吸道发挥局部或全身作用的给药方式。肺部拥有巨大的肺泡囊表面积、丰富的毛细血管和极小的运转距离，能使药物迅速吸收。[33-34]药物靶向递送至肺部，可避免首过效应。肺部给药具有提高药物的生物利用度、提高局部组织浓度、起效迅速、减少给药剂量，降低系统副作用的优势，目前已被多个国家推荐为防治哮喘、慢性阻塞性肺疾病（COPD）等呼吸系统疾病的首选给药方式。[35]肺部给药用于全身治疗也有相当的优势，多肽、蛋白类药物经胃肠道吸收不稳定，通过肺部给药的方式可减少蛋白水解，提高药物吸收。[36-37]

（二）肺部给药制剂的分类

供肺部给药使用的吸入制剂可分为 3 类：供雾化器用的液体制剂、吸入气雾剂、吸入粉雾剂，现分别加以描述。

1. 供雾化器用的液体制剂

供雾化器用的液体制剂是指通过连续或定量雾化器产生供吸入用气溶胶的溶液、混悬液和乳液。连续型和定量雾化器均为一类通过高压气体、超声震动等方法将液体转化为气溶胶的装置。前者称为吸入溶液剂，后者称为定量吸入喷雾剂。[38]吸入溶液剂是最早在临床使用的吸入制剂，可追溯至 19 世纪。因其处方简单、气溶胶粒径均一稳定，且在使用时不需要和患者吸气同步，受吸气模式影响较小，因而适用于婴儿、儿童、老人或病重患者。[39]

2. 吸入气雾剂

吸入气雾剂是指含药溶液、乳状液或混悬液与适宜的抛射剂共同装封于具有特制阀门系统的耐压容器中，使用时借助抛射剂的压力将内容物呈雾状喷出，用于肺部吸入的制剂。[38]吸入气雾剂方便携带，价格较低，但使用时需要同步协调吸气与喷药的频率，尽量减少药物在口咽处的沉积。抛射剂是气雾剂的动力系统，同时可兼作药物的溶剂或稀释剂。最初使用的抛射剂是氟利昂，但因其对大气臭氧层的破坏已被淘汰。目前常用的抛射剂为氢氟烷类物质，如四氟乙烷和七氟丙烷。[40]

3. 吸入粉雾剂

吸入粉雾剂是指微粉化药物与载体以胶囊、泡囊或多剂量贮存形式，采用特制的干粉给药装置，由患者主动吸入雾化药物至肺部的制剂。[38]吸入粉雾剂呈干粉状，稳定性较好，尤其适用于多肽和蛋白类药物的给药。与吸入气雾剂相比，吸入粉雾不需要使用抛射剂，而是依靠患者自主呼吸的气流使药物雾化。研究表明，气流速度需达到 60 L/min 才能较好发挥药物的疗效，限制了呼吸功能受限人群的使用。[41]

（三）药物在肺部吸收的影响因素

对在肺部起治疗作用的药物来说，药物起效的快慢和强弱主要取决于其进入靶器官的速度和浓度。吸入制剂可通过特殊装置直接将药物经呼吸道递送至肺部，再经肺部的上皮细胞透过跨膜转运吸收进入血液循环，药物在肺部的吸收过程受生理因素和制剂因素的影响。

1. 生理因素

（1）解剖结构与吸气方式[42]：鼻腔空间狭窄，能过滤空气中的大部分微粒，因此经口吸入比经鼻吸入更有利于药物在肺部的沉降。呼吸道空间的大小不同，且气流在咽、气管和支气管之间呈紊流状态，增加了微粒与气道壁碰撞的概率。随着气道分支的增加，各分支角也会促进药物粒子的沉积。吸气方式对药物粒子在肺部的沉积有着重要的影响，通常微粒的沉积率与呼吸量成正比，而与呼吸频率呈反比。短而快的吸气易引起药物微粒在呼吸道的撞击，导致微粒截留；而深呼吸能使气流速度减慢，促进气体中所含的药物微粒在肺末端沉积。屏息能给予微粒更多的沉降时间，从而增大药物微粒在肺部的沉积量。

（2）纤毛运动[42]：纤毛细胞是呼吸道上皮细胞的主要细胞类型，长约数微米、直径为 0.25 μm，以 15 Hz 的频率节律性地运动，可清除呼吸道中的黏液或异物，是肺的重要防御机制之一。大的支气管处纤毛数较多，运动也较快；而越往呼吸道深处，纤毛数减少，运动也减弱，粒子停留的时间延长。因此，沉积于呼吸道深处的药物微粒更有利于吸收。

（3）黏液层[42]：呼吸道的腺体和杯状细胞可分泌黏液，黏液主要由黏蛋白、高分子糖蛋白、免疫球蛋白、电解质和无机盐等组成，可有效黏附和清除病原体及外来微粒，起到保护与湿润作用，也是药物粒子到达呼吸道的主要屏障。药物必须溶解在呼吸道的黏液层，才能进一步被吸收。[43]

（4）巨噬细胞与代谢酶[42]：肺泡中的巨噬细胞可通过吞噬作用清除粒径为 1～5 μm 的粒子，是肺的另一个防御机制。[44]Edwards 等研究发现低密度多孔大粒径微粒（LDD）可有效降低巨噬细胞的清除效率。[45]Vyas 等利用巨噬细胞与特异性配体的结合，设计出肺部靶向的脂质体。[46]另外，Ⅱ 型肺泡上皮细胞可分泌药物代谢酶，种类全，但含量低。代谢酶对药物的代谢作用也是影响其吸收的重要因素之一。[47]

2. 制剂因素

（1）粒径：药物进入呼吸道后主要通过在肺部的沉积而被吸收进入血液循环，因此药物在肺部的沉积量决定了靶点部位的实际药物浓度。药物微粒在呼吸道的沉积主要是通过惯性碰撞、重力沉积和扩散运动决定的，其中药物粒子的大小是影响药物能否深入肺泡的关键因素。[48]粒径大于 10 μm 的微粒因易于与喉部碰撞通常会落在口咽部；5～10 μm 的微粒受惯性碰撞影响而沉积于口咽部和主气道；0.5～5 μm 的微粒由于重力沉降会分布在末梢支气管和肺泡中；而 0.5 μm 的微粒则因直径太小而易于通过扩散作用被呼出体外。[49]《中国药典》（2015 年版）第四部规定吸入制剂中原料药物粒度大小通常应控制在 10 μm 以下，其中大多数应在 5 μm 以下。[38]

（2）脂溶性和分子量：药物在肺部的吸收机制通常为被动扩散，吸收速率与药物的脂溶性及分子量有关。脂溶性药物易经呼吸道上皮细胞的脂质双分子膜扩散吸收，故油/水分配系数大的药物，其吸收速度也快。分子量为 100～1000 的药物在肺部的吸收速度与分子量大小无关，主要取决于其脂溶性。分子量大的糖、蛋白、高分子化合物的吸收机制仍不清楚，可能与细胞旁路转运、受体介导或囊泡运转有关。[50-52]

（3）吸入装置：雾化吸入剂根据动力源的不同可分为喷射式和超声波式两种。前者是以空气压缩器或高压氧为动力使药物溶液雾化为气溶胶，气溶胶的发生量及粒子与加压氧气的流量有关。超声波式雾化器是通过超声波使药物溶液表面产生振动波，振动波的冲击力使溶液雾化为气溶胶。超声波可能会破坏药物的结构，而且难以雾化黏性较强的溶液和混悬液。[53]

吸入气雾剂由抛射剂、药物与附加剂、耐压容器和阀门系统组成。由于抛射剂是在高压下液化的液体，阀门开启后，外部压力会突然降低，抛射剂带着药物以雾状喷射，并快速汽化，将药物分散成微粒。吸入气雾剂的操作难点在于同步完成启动阀门和吸气的动作。针对这个问题，研究人员陆续开发了呼吸促动、速度可控的吸入气雾剂。[53]

吸入粉雾剂的吸入装置一直是制剂开发的重点和难点，自 1971 年第一个干粉吸入装置（Spinhaler）问世以来，吸入装置已由第一代的胶囊型、第二代的泡囊型，发展至第三代的贮库型。其中，大多数吸入装置是吸入气流激发的被动装置，对患者的吸气功能要求较高。目前干粉吸入装置的开发主要集中在方便患者使用的主动型装置，如可通过预先注入压缩气体、使用高频振动和电池电机等方法来替代吸入气流成为装置的动力源。[54]

（四）吸入制剂的安全性

尽管肺部拥有纤毛、黏液、巨噬细胞等自身防御免疫系统，可以抵挡部分外来粒子和微生物的刺激与影响，但由于肺部给药的特殊性，药物微粒能直接接触呼吸道黏膜和肺部，可能会产生一定的刺激作用，影响肺的正常功能。因此，在关注吸入制剂有效性的同时，吸入制剂的安全性问题也不可忽视。

1. 肺部给药安全性的影响因素

（1）药物粒子的大小和溶解性：粒子的大小不仅与吸入制剂的有效性密切相关，同时也是影响制剂安全性的重要因素。研究表明，粒径在 2～3 μm 范围内的粒子易被巨噬细胞吞噬，吞噬过程中大量氧自由基释放，导致生物膜上的不饱和脂肪酸过氧化，影响细胞的正常功能，也可能会抑制某些蛋白的作用，造成对机体的损害。[55] 吸入的药物应能溶解于呼吸道的黏液层中，否则成为异物后会对呼吸道产生刺激。药物在黏液层的溶解速度与其粒径大小相关，支气管内部的黏液层厚度为 5～10 mm，越接近气道深处，黏液层的厚度越薄，肺泡支气管内部的黏液层厚度仅为 0.01～0.08 mm。[56] 若药物粒径大于黏液层厚度，则不利于药物的溶解和分布。

（2）附加剂的使用：为了改善药物的理化性质，增加药物的稳定性，雾化吸入剂和吸入气雾剂中常需要加入助溶剂、抗氧剂、防腐剂等附加剂。亚硫酸盐和乙二胺四乙酸（EDTA）是吸入制剂中常用的抗氧剂，但有研究表明可能会引起支气管收缩。乙醇可用作助溶剂，但由于其对肺部的刺激性，只能少量使用。[33] 吸入粉雾剂中的药粉由于粒径小、比表面积大，往往具有较大的表面自由能和聚集倾向，流动性较差，因此需要加入载体将药粉分散，还可加入分散剂、润滑剂、抗静电剂和表面活性剂等进一步提高粉末的流动性。[57-58] 卵磷脂和磷脂酰胆碱因为与肺部上皮细胞磷脂双分子膜的相容性，[59] 成为近年来吸入粉雾剂研究的热点之一，但其安全性仍然需要关注。

三、环糊精及其衍生物的研究概况

（一）环糊精及其衍生物简介

环糊精（cyclodextrin，CD）是由淀粉经酶解后得到的环状低聚糖化合物，常见的 CD 为 6～8 个葡萄糖分子通过 1,4-糖苷键连接而成的环状低聚糖，分别为 α-CD、β-CD 和 γ-CD。[60] CD 的结构是一个环状中空的圆筒形（图 2-1），其内部以氧原子为主，具有疏水性；外部则以羟基为主，具有亲水性；疏水性化合物可进入 CD 内部形成包合物。不同 CD 的空腔内径和物理性质有很大差别，其中 β-CD 的空穴大小适中，且安全性高，但其溶解度较低，仅为 1.85%。[61] 通过对 β-CD 的分子

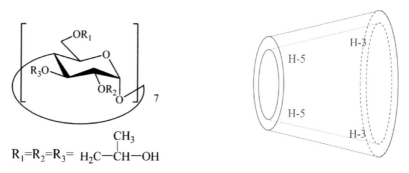

图 2-1　羟丙基-β-环糊精的化学结构与空间结构

结构进行修饰可得到一系列衍生物，如羟乙基 – β-CD（HE-β-CD）、羟丙基 – β-CD（HP-β-CD）、二甲基 – β – 环糊精（DM-β-CD）和三甲基 – β – 环糊精（TM-β-CD）等，溶解度与 β-CD 相比均有显著提高（表 2 – 1）。其中，HP-β-CD 因为增溶效果良好、安全性高等优势而得到制剂开发人员的青睐。[60]

表 2 – 1　环糊精及其衍生物在水中的溶解度（25 ℃）

CD	α-CD	β-CD	DM-β-CD	TM-β-CD	HP-β-CD
葡萄糖数	6	7	7	7	7
溶解度（g/mL）	180	18.5	570	310	750

（二）环糊精包合技术

包合技术是指将药物分子（客分子）包嵌在另一种物质分子（主分子）的空腔结构中的技术。环糊精包合技术可提高药物的稳定性、掩盖药物的不良味道或气味、提高难溶性药物的溶解度、提高药物的生物利用度、降低药物的刺激性和毒副作用，因而得到广泛应用。[62]

CD 及其衍生物为常用的包合材料。CD 空腔中具有高能量的水分子，当药物进入 CD 空腔时，高能量水分子排出，系统能量降低，从而形成稳定的包合物。[63]CD 的包合作用受主客分子的结构和性质、主客分子的比例以及包合条件影响。一般认为，客分子的大小和形状与 CD 的空腔相适应的、疏水性或非解离性的药物与 CD 形成的包合物更稳定。[64]

（三）环糊精在肺部给药中的应用

CD 可应用于多种给药途径，如口服、舌下给药、静脉给药、直肠给药、眼部给药等。[65]其中，HP-β-CD 因其良好的安全性被美国食品与药品监督管理局（FDA）批准作为静脉注射药物的辅料。[66]近年来，CD 在吸入制剂的应用也受到研究人员的广泛关注。Tewes 等[67]制备了利福平 – HP-β-CD 包合物溶液作为雾化吸入剂，并对其体外沉积率进行了考察。研究结果表明 HP-β-CD 能有效提高利福平的溶解度，体外沉积率为 71.9%，与对照组利福平 – PBS 溶液的体外沉积率（73.2%）相当，但其平均中值直径（MMAD）显著降低，说明药物粒径减小，更有利于药物沉积于肺深部。Zhao 等[68]以 HP-β-CD 和棉子糖为载体制备了布地奈德吸入粉雾剂，HP-β-CD 的低吸湿性使粉雾剂的流动性增强，堆密度降低，因而提高了制剂的肺部沉积率。Ungaro 等[69]探讨了 HP-β-CD 的加入对制备胰岛素多孔微球的影响，研究发现 HP-β-CD 的加入能使原本光滑的微球表面形成多孔，与 HP-β-CD 的高渗透压有关。可通过控制 HP-β-CD 的用量来控制微球的多孔性，达到缓释效果。Evrard 等对肺部吸入 HP-β-CD 的安全性进行了评价，结果表明大鼠在连续 7 天全身暴露吸入

HP-β-CD 后，其肺泡灌洗液中的白细胞计数、肺组织切片、肺功能等指标均没有发生显著变化。[70]

四、本章主要研究内容

柚皮素具有良好的镇咳、化痰及抗炎作用，药效机制明确、安全性好，在急、慢性呼吸系统疾病的治疗中具有广阔的应用前景。然而，柚皮素溶解度低、口服生物利用度低，在作用位点肺部的分布较少，使得柚皮素通过口服给药的吸收少、起效慢，限制了疗效发挥。

肺部给药是治疗呼吸系统疾病的理想给药途径，可将药物直接递送至靶点部位，具有起效迅速、给药剂量少、系统毒副作用低等优势，有深入开发的价值。其中吸入溶液剂处方简单、气溶胶粒径均一稳定，且在使用时不需要和患者吸气同步，受吸气模式影响较小，适用于婴儿、儿童、老年人或病重患者。结合柚皮素的临床适应证及疾病高发人群（老年人及儿童）的特点，本团队选择吸入溶液剂作为柚皮素肺部给药的剂型进行开发。

本章主要研究内容：

（1）解决柚皮素因溶解度低而难以制成液体制剂的技术瓶颈，有效提高柚皮素的溶解度，研制出肺部沉积率高、稳定性好的柚皮素吸入溶液剂。

（2）分别通过体外、体内模型考察柚皮素吸入溶液剂经肺部给药的吸收，明确其吸收机制及药代动力学特点。

（3）系统考察柚皮素吸入溶液剂的镇咳药效及安全性，为临床应用提供剂量及用药时间等参考依据。

综上所述，本章研究柚皮素在肺部给药中的成药性，探讨柚皮素肺部给药的可行性，有利于提高柚皮素的疗效，这为柚皮素的临床应用提供了新思路和新方法。

第二节 选择柚皮素开发吸入制剂的依据

柚皮苷、柚皮素均具有止咳、化痰、抗炎等作用，其中柚皮素是柚皮苷进入体内后的主要代谢产物。[1]研究表明，柚皮苷和柚皮素均能直接作用于呼吸道上皮细胞发挥治疗作用：柚皮苷能够通过抑制 MAPKs-AP-1 和 IKKs-IκB-NF-κB 信号通路的协同活性来减弱 EGF 诱导的呼吸道上皮细胞 MUC5AC 分泌；[20]同样，柚皮素也能直接作用于呼吸道上皮细胞，发挥抑制炎症因子表达、促进浆液分泌的作用；[71]此外，两者均能够直接作用于呼吸道平滑肌细胞，通过激活大电导钙激活钾离子通道（large-conductance Ca^{2+}-activated K^+ channel，BK_{Ca}），发挥舒张平滑肌的作用。[72] 由此可见，柚皮苷和柚皮素都能够直接作用于呼吸系统发挥药效，均具备开发成吸入制剂的前提条件。本节实验考察两者在呼吸道上皮细胞中的渗透性、肺部给药的作用及药物在肺组织的浓度，分析两者肺部给药的差异，为筛选合适的给药物质提供实验依据。

一、柚皮素、柚皮苷在 Calu-3 细胞上的渗透性比较

【实验材料】

（一）材料

Calu-3 细胞（人肺腺癌上皮细胞）由香港中文大学 Wing-Hung Ko 博士提供；12 mm，0.4 μm，12 well Transwell 嵌套（美国康宁公司）；DMEM/F12 培养基（美国 Gibco 公司）；胎牛血清（澳大利亚 Hyclone 公司）；青霉素 – 链霉素双抗（美国 Hyclone 公司）；非必需氨基酸（美国 Gibco 公司）；二甲基亚砜（DMSO，Sigma-Aldrich 公司）；Hanks 平衡盐溶液（HBSS 溶液，美国 Hyclone 公司）；柚皮苷（实验室自制，淡黄色粉末，纯度 98.8%）；柚皮苷对照品（Sigma-Aldrich 公司，货号：91842，批号：BCBT9331，纯度为 95.0%）；柚皮素（西安岩昊有限公司，批号：20170520）；柚皮素对照品（Sigma-Aldrich 公司，货号：N5893，批号：038K1039，纯度为 95%）。

（二）仪器

HERAcell vios 160i CO_2 细胞培养箱（美国 Thermo 公司）；HT – 840 洁净工作台（苏州净化安泰技术有限公司）；系列精密移液器（美国 Rainin 公司）；ECLIPSE Ts 2 倒置显微镜（日本 Nikon 公司）；Centrifuge 5430R 台式高速冷冻离心机（德国 Eppendorf 公司）；Arium mini 超纯水系统（德国 Sartorius 公司）；KQ – 500DE 数控超声波清洗器（昆山市超声仪器有限公司）；Millicell® – ERS – 2 电阻仪（美国 Milipore & Merck 公司）；Mettler Toledo 205DU 十万分之一电子分析天平（瑞士 Mettler Toledo 公司）；Ultimate 3000 DGLG 高效液相色谱仪，LPG – 3400SD 泵；WPS – 3000SL 进样器；TCC3000 – RS 柱温箱；DAD 检测器（美国戴安公司）；Elite Hypersil ODS2（4.6 mm ×250 mm）色谱柱（大连依利特分析仪器有限公司）。

【实验方法】

（一）细胞培养

Calu-3 细胞使用 DMEM/F12 培养基培养，其中含 10% 胎牛血清，1% 双抗和 1% 非必需氨基酸，于含 5% CO_2 的细胞培养箱中 37 ℃下恒温培养。每隔 2～3 天更换培养基。

（二）细胞跨膜电阻值测定

细胞跨膜电阻值（transepithelial electrical resistance，TEER）是评价细胞是否形成紧密细胞单层膜的指标。测定前，将 Transwell 小室顶侧和基底侧的培养基体积分别换为 500 μL 和 1500 μL，并在细胞培养箱中平衡 30 min。测定时，将电极短的一端插入小室内部培养基中，长的一端插入小室外部的培养基中，待读数平衡后，记录 TEER 值。TEER 值大于 400 Ω 后即可进行 Transwell 实验。为考察实验中细胞膜的完整性，在实验前后均检测 TEER 值。

（三）溶液配制

由于柚皮素、柚皮苷的溶解度极低，因此先把二者溶解在 DMSO 中，再用 HBSS 缓冲液稀释至给药浓度，保持 DMSO 的最终浓度为 0.1%。所有溶液在给药前均过 0.22 μm 滤膜。

（四）Transwell 测定药物在 Calu-3 细胞上的渗透性

在实验开始前，先用 HBSS 缓冲液清洗细胞两次；在每个小室的顶侧和基底侧分别加入 500 μL 和 1500 μL HBSS 缓冲液以测定 TEER 值；弃去顶侧缓冲液，同时将基底侧的缓冲液体积转为 1000 μL；用移液枪精密移取 150 μL 药物到细胞上。将 Transwell 板放置振摇器中，37 ℃下 200 r/min 振摇；在预先设定的时间点 30 min – 60 min – 90 min – 120 min – 180 min – 240 min 时取基底侧的缓冲液 120 μL，再补充相同体积 37 ℃下预热的 HBSS 缓冲液；实验结束后，测定 TEER 值；将所得样品在 5000 r/min 下离心 10 min，取上清液 100 μL，保存在 4 ℃冰箱中。

（五）样品中柚皮素、柚皮苷浓度的测定

采用液相色谱法测定样品中柚皮素及柚皮苷的浓度。[73]

测定柚皮素浓度的色谱条件：色谱柱为 Elite Hypersil BDS -C_{18}（4.6 mm × 250 mm，5 μm），流动相为甲醇 – 水（70:30），检测波长为 288 nm，流速为 1.0 mL/min，柱温 25 ℃。

测定柚皮苷浓度的色谱条件：甲醇 – 水（45:55），冰醋酸调节 pH 至 3.0，检

测波长为 283 nm，流速为 1.0 mL/min，柱温 25 ℃。

表观渗透系数 P_{app} 用如下公式计算：

$$P_{app} = dQ/dt \times A \times C$$

其中，dQ/dt 为透过细胞单层膜的药量（μg/s），A 为细胞膜的表面积（cm²），C 为加在小室顶侧药物的初始浓度（μg/mL）。

【实验结果】

柚皮素、柚皮苷在 Calu-3 细胞上的渗透性比较：

实验前后 TEER 值无显著变化，说明 Calu-3 细胞单层膜在实验期间保持完整。柚皮素、柚皮苷在 Calu-3 细胞上的药物累积渗透量及渗透百分比如表 2－2、图 2－2 所示。柚皮素在给药后能迅速透过细胞，而柚皮苷在给药后 90 min 内的渗透量低于液相检测限。在 240 min 的药物暴露时间内，柚皮素的累积渗透量为给药量的 67.46%，柚皮苷的累积渗透量为给药量的 8.65%；表 2－3 显示柚皮素在 Calu-3 细胞上的表观渗透系数为柚皮苷的 6.9 倍。

表 2－2 药物在 Calu-3 细胞上的累积渗透量

药物	时间（min）					
	30	60	90	120	180	240
柚皮素	0.40 ± 0.03	0.63 ± 0.02	0.82 ± 0.02	1.08 ± 0.03	1.30 ± 0.03	1.37 ± 0.03
柚皮苷	—	—	—	0.11 ± 0.06	0.25 ± 0.07	0.32 ± 0.10

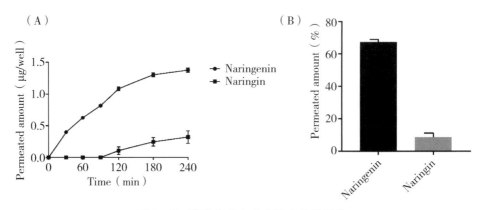

图 2－2 药物在 Calu-3 细胞上的渗透性

（A）累积渗透量；（B）渗透百分比。

表2-3 药物的渗透系数

药物	柚皮素	柚皮苷
P_{app} （cm/s）	6.22×10^{-6}	9.00×10^{-7}

Calu-3 细胞为人呼吸道上皮细胞，能表达囊性纤维化跨膜转导调节因子和各种离子通道，且具有黏液分泌功能，经培养分化后，可形成紧密连接的细胞单层膜，因此作为模仿药物在肺部吸收屏障的细胞模型，广泛应用在吸入制剂的研究中，如吸收促进剂的筛选、细胞毒性的评价及药物吸收机制的研究。[74-75]

Calu-3 细胞的培养可分为浸入培养法和气液分界培养法。研究表明，气液分界培养条件下的 Calu-3 细胞连接更为紧密，分泌的黏液更多，纤毛的生成更完整；与浸入培养法培养的细胞相比，更接近人体呼吸道上皮细胞的生理环境。[49,76]通常用细胞跨膜电阻值（TEER）评价细胞单层膜的紧密性和完整性。文献报道 Calu-3 细胞一般在培养 10～14 天之间达到最大 TEER 值，范围为 350～1200 Ω。[70,77]本节实验中，TEER 值在 Calu-3 细胞培养 12 天后到达平台期，约为 510 Ω，在文献报道的范围之内。

药物进入体内后，一般需要通过生物膜的转运才能进入血液循环，这个过程受药物本身的脂溶性和分子量大小的影响。与柚皮苷相比，柚皮素的分子量小，且脂溶性更强。马燕等[73]比较了柚皮素与柚皮苷在 Caco-2 细胞上的渗透性，结果表明柚皮素的累积渗透量显著高于柚皮苷，其表观渗透系数 P_{app} 为柚皮苷的 3 倍。本节实验考察了柚皮素与柚皮苷在 Calu-3 细胞上的渗透性，结果表明，柚皮素能迅速通过呼吸道上皮细胞单层膜进行转运，其渗透系数为柚皮苷的 6.9 倍，提示柚皮素通过肺上皮细胞的吸收速率优于柚皮苷。

二、柚皮素、柚皮苷对枸橼酸刺激豚鼠所致咳嗽的镇咳作用比较

【实验材料】

（一）试药

柚皮素（西安岩昊有限公司，批号：20170520）；柚皮苷（实验室自制，淡黄色粉末，纯度 98.8%）；枸橼酸（上海麦克林生化科技有限公司，批号：C10545499）；生理盐水（湖南科伦制药有限公司，批号：D16112404 - 2）；柚皮素对照品（Sigma-Aldrich 公司，货号：N5893，批号：038 K1039，纯度为 95%）；柚皮苷对照品（Sigma-Aldrich 公司，货号：91842，批号：BCBT9331，纯度为 95%）。

（二）仪器

KQ - 500DE 数控超声波清洗器（昆山市超声仪器有限公司）；Pari Turbo boy 压缩雾化器（德国百瑞公司）；DSI Buxco 全身体积描记检测系统（美国 Buxco 公司）；1200SL HPLC - 6410 Triple Quad 液相色谱 - 质谱联用仪（美国 Agilent 公司）。

（三）实验动物

豚鼠，雄性，300 ± 50 g，购自广东省医学实验动物中心，许可证号：SYXK（粤）2014 - 0035。饲养环境相对湿度55% ± 15%，12 小时明暗交替，自由饮食。

【实验部分】

（一）动物分组和给药剂量

动物分组：豚鼠随机分为 6 组，每组 8 只，分别为空白对照组、15% 乙醇空白溶剂组、柚皮素低剂量组和高剂量组、柚皮苷低剂量组和高剂量组。

给药剂量：每只动物的雾化给药时间为 20 min，约雾化吸入溶液 6 mL；豚鼠的呼吸频率为 90 次/min，[78]潮气量为 1.8 mL。综合考虑柚皮素、柚皮苷溶解度及细胞渗透性的差异，本节实验中柚皮素、柚皮苷的给药剂量如表 2 - 4 所示。

表 2 - 4　动物分组及给药剂量

分组	给药剂量（μmol/kg）
空白对照组	—
空白溶剂组	—
柚皮素低剂量组	0.5
柚皮素高剂量组	1.0
柚皮苷低剂量组	2.0
柚皮苷高剂量组	4.0

（二）溶液的配制

柚皮素及柚皮苷雾化吸入溶液的配制：分别取柚皮素和柚皮苷适量，加15% 乙醇超声溶解，过 0.22 μm 的微孔滤膜即得。

枸橼酸溶液的配制：称取适量枸橼酸，加生理盐水溶解配制成浓度为 0.6 mol/L 的枸橼酸溶液。

（三）柚皮素、柚皮苷对枸橼酸刺激豚鼠所致咳嗽的镇咳药效的比较

柚皮素、柚皮苷的主要作用靶点位于呼吸道和肺部，吸入给药的方法可使药物直接到达肺部，通过肺部巨大的吸收表面积和丰富的毛细血管网快速进入血液循环，具有起效迅速的优势。

在本节实验中，给药与测试的时间间隔为 20 min，步骤如下：①在放置动物前，先提前开启雾化器，雾化药物 1 min，使气溶胶充满雾化箱。②将豚鼠放置在雾化箱中，开始雾化 20 min。③雾化结束 14 min 后，将豚鼠置于全身体积描记箱中（箱内由偏流仪产生 2.5 L/min 的偏置气流），适应 1 min 后，豚鼠接受 0.6 mol/L 的枸橼酸喷雾刺激 3 min（雾化速率 0.5 mL/min）。其间豚鼠的呼吸活动由呼吸流速传感器监测，并经 DSI Buxco FinePointe 软件自动识别豚鼠咳嗽呼吸波形，记录咳嗽次数；同时由受过训练的实验者全程观察豚鼠咳嗽的动作和声音（典型咳嗽为咳嗽声音清脆响亮，常有前扑动作），记录喷雾开始后 9 min 内豚鼠的咳嗽次数（图 2 - 3）。④计数完毕后马上取出豚鼠，采用 10% 水合氯醛将豚鼠过量麻醉处死后，打开胸腔，取出肺组织，用生理盐水清洗干净并用滤纸吸干，称重。剪碎后，按 1∶5（m∶v，g∶mL）比例加入生理盐水进行匀浆处理，所得组织匀浆样品置 -80 ℃冰箱保存。

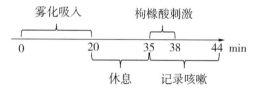

图 2 - 3 给药及镇咳药效检测时间

（四）柚皮素及柚皮苷在肺组织中浓度的测定

采用液质联用技术测定豚鼠肺组织中柚皮素及柚皮苷的浓度。

1. 色谱条件

以 0.1% 甲酸 - 甲醇（v/v）为流动相 A、0.1% 甲酸 - 水（v/v）为流动相 B，梯度洗脱（表 2 - 5），流速为 0.4 mL/min，柱温 40 ℃，进样体积 10 μL。

表 2 - 5 梯度洗脱条件

时间（min）	A（%）	B（%）
0	40	60
0.1	100	0

续上表

时间（min）	A（%）	B（%）
0.5	100	0
0.6	40	60
4.0	Stop	

2. 质谱仪器参数

Capillary 4000 V，Drying Gas 10 L/min，Neb Pressure 25 psi，Gas Temp 350 ℃。采用电喷雾负离子（ESI⁻）、多反应监测（MRM）模式进行检测，用于定量分析的离子对参数如表2-6所示。以氮气为喷雾气和辅助气。

表2-6 离子对参数

化合物	离子对（m/z）	Fragmentor（V）	Collision Energy（eV）
柚皮苷	579.1/270.8	225	33
柚皮素	270.9/150.7	100	12
内标	463.1/299.8	128	24

3. 溶液的配制

（1）对照品储备液的配制：精密称取干燥至恒重的柚皮素和柚皮苷对照品适量，分别置于2个10 mL量瓶中，用甲醇溶解并定容，制成浓度为1 mg/mL的校正标样储备液。此外，另各平行一份制成质控样品储备液，4 ℃保存备用。

（2）内标溶液的配制：精密称取干燥至恒重的异槲皮苷对照品适量，置于10 mL量瓶中，用甲醇溶解定容，制成浓度为1 mg/mL的内标储备液，4 ℃保存备用。使用时，用60%甲醇水将储备液稀释至1 μg/mL，作为内标工作液。

（3）β-葡萄糖醛酸酶溶液的配制：精密称取β-葡萄糖醛酸酶适量，用浓度为0.2 mmol/L醋酸缓冲液（pH=5.0）溶解，制成10 Unit/μL的β-葡萄糖醛酸酶溶液。

4. 样品的制备

（1）校正标样的制备：分别取柚皮素、柚皮苷校正标样储备液适量，用60%甲醇水稀释成柚皮素、柚皮苷浓度为40 ng/mL、100 ng/mL、200 ng/mL、400 ng/mL、1000 ng/mL、2000 ng/mL、4000 ng/mL、8000 ng/mL的校正标样工作液，取空白组织匀浆100 μL，然后分别加入相应浓度的校正标样工作液5 μL，涡旋5 min，制成柚皮素、柚皮苷浓度为2 ng/mL、5 ng/mL、10 ng/mL、20 ng/mL、50 ng/mL、

100 ng/mL、200 ng/mL、400 ng/mL 的校正标样。

（2）质控样品的制备：分别取柚皮素、柚皮苷质控样品储备液适量，用 60% 甲醇水稀释成柚皮素、柚皮苷浓度为 160 ng/mL、800 ng/mL、3200 ng/mL 的质控样品工作液；取空白组织匀浆 100 μL，然后分别加入相应浓度的 5 μL 质控样品工作液，涡旋 5 min，制成柚皮素、柚皮苷浓度分别为 8 ng/mL、40 ng/mL、160 ng/mL 的质控样品以进行后续处理。样品处理方法：取待测样品 100 μL，加入 60% 甲醇水 5 μL，然后加入 β-葡萄糖醛酸酶溶液 10 μL（10 Unit/μL），混匀，37 ℃水浴 2 h；水浴后取出，加入内标工作液 5 μL，混匀，再加入乙酸乙酯 1000 μL，涡旋 1 min，4 ℃ 10000 r/min 离心 10 min，转移上清 900 μL 至 1.5 mL 聚丙烯小管中，氮气吹干；加入 100 μL 60% 甲醇水复溶，先超声 5 min，再涡旋 5 min，20 ℃ 13000 r/min 离心 45 min，取上清液 10 μL 进样。

【实验结果】

（一）柚皮素、柚皮苷对枸橼酸刺激豚鼠所致咳嗽的镇咳药效的比较

如图 2-4 所示，空白溶剂组的咳嗽次数与空白对照组相比没有显著性差异，说明溶剂对豚鼠的咳嗽次数没有影响。柚皮素低剂量组和高剂量组均能显著降低豚鼠的咳嗽次数，镇咳率分别为 43.41% 和 48.84%；柚皮苷组的镇咳作用与柚皮素组相当；统计结果如表 2-7 所示。实验结果表明：柚皮苷和柚皮素雾化吸入后均能产生显著的镇咳作用；在相同镇咳作用下，柚皮苷的给药剂量为柚皮素的 4~8 倍，说明少剂量的柚皮素即能产生显著的镇咳作用，与柚皮苷相比具有使用剂量低的优势，更适合用于肺部给药。

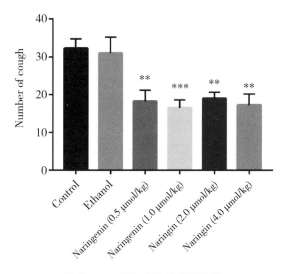

图 2-4 各组动物的咳嗽次数

与空白对照组比较：** $P < 0.01$，*** $P < 0.001$。

表2-7　柚皮素及柚皮苷对枸橼酸所致豚鼠咳嗽的镇咳作用

药物	剂量（μmol/kg）	咳嗽次数	镇咳率（%）
生理盐水	—	32.25±2.51	—
15%乙醇	—	31.00±4.22	—
柚皮素低剂量组	0.5	18.25±2.92	43.41
柚皮素高剂量组	1.0	16.50±2.10	48.84
柚皮苷低剂量组	2.0	19.00±1.64	41.08
柚皮苷高剂量组	4.0	17.25±2.85	46.51

（二）柚皮素、柚皮苷在豚鼠肺组织中的浓度测定

柚皮苷给药后在豚鼠肺组织中可以检测到柚皮素，且浓度与柚皮素组肺组织中检测浓度相当（表2-8、图2-5），提示柚皮苷经吸入肺部后会被代谢为柚皮素，柚皮素为镇咳药效的主要贡献者。

表2-8　肺组织中柚皮素及柚皮苷的浓度

分组	柚皮苷（ng/g）	柚皮素（ng/g）
柚皮素低剂量组	—	88.41±38.22
柚皮素高剂量组	—	139.44±57.65
柚皮苷低剂量组	226.63±56.91	83.82±18.25
柚皮苷高剂量组	372.98±35.4	94.83±27.68

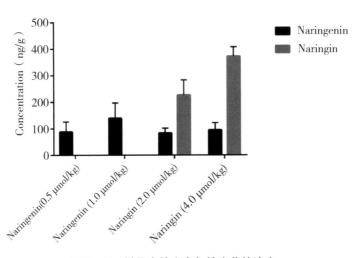

图2-5　样品中柚皮素与柚皮苷的浓度

机体主要的代谢酶为细胞色素 P-450（CYP），其在肝脏和胃肠道的表达水平最高。[79]前期研究表明，柚皮苷经胃肠道进入体内后迅速被胃肠道及肝脏的酶代谢为柚皮素。肺部也存在一定的代谢酶，主要分布在 II 型细胞内，种类齐全。本研究中豚鼠经吸入给予柚皮苷后能在其肺组织中检测到柚皮素，提示柚皮苷在肺组织中发生了代谢反应，产生了柚皮素。分析实验结果发现：实验中 4 个给药组豚鼠肺组织的柚皮素浓度基本相当，对比其镇咳药效发现 4 个给药组镇咳作用无显著性差异，因此推测柚皮素为镇咳药效的主要贡献者，即柚皮苷进入肺组织后代谢为柚皮素，并以此形式发挥药效。综合药物渗透性和给药剂量及镇咳作用，认为柚皮素具备作为吸入溶液剂的条件，相比柚皮苷更适合开发成吸入剂型。

三、小结

本节考察柚皮素及柚皮苷在呼吸道上皮细胞中的渗透性、肺部给药的镇咳作用及药物在肺组织中的浓度，为筛选适合的肺部给药物质提供理论依据：①考察了柚皮素及柚皮苷在 Calu-3 细胞上的渗透性。结果表明：柚皮素能迅速透过细胞单层膜，其表观渗透系数 P_{app} 为柚皮苷的 6.9 倍，提示柚皮素的吸收速率优于柚皮苷。②考察了柚皮素与柚皮苷肺部给药后对枸橼酸刺激所致豚鼠咳嗽的镇咳作用。结果表明：在同等范围的镇咳作用下，柚皮素的给药剂量仅为柚皮苷的 1/8 ～ 1/4，说明柚皮素与柚皮苷相比具有使用剂量低的优势，更适合肺部给药。③考察了柚皮素及柚皮苷在豚鼠肺组织中的浓度，结果表明：柚皮苷给药后在豚鼠肺组织中可以检测到柚皮素，且浓度与柚皮素组肺组织中检测浓度相当，提示柚皮苷经吸入肺部后会代谢成柚皮素，柚皮素为镇咳药效的主要贡献者。

综上所述，柚皮素比柚皮苷更适合用于肺部给药，因此选择柚皮素作为给药物质进行后续成药性研究。

第三节　柚皮素吸入溶液剂的制备及评价

吸入溶液剂可通过连续雾化器将药物以气溶胶的形式经呼吸道传递到肺部，处方简单、气溶胶粒径均一稳定，且在使用时不需要与患者吸气同步，受患者吸气模式影响较小，适用于婴儿、儿童、老人或病重患者。呼吸系统疾病是儿童发病率最高的疾病，老年人也因免疫机能降低、易受多种因素影响而出现咳嗽症状，因此本研究拟制备柚皮素吸入溶液剂，以期通过肺部给药的优越性更好地发挥柚皮素在呼吸系统疾病中的疗效。

吸入的药物应能溶解于呼吸道的黏液层中，才能进一步被吸收，否则会对呼吸道产生刺激。柚皮素属二氢黄酮类化合物，极难溶于水。因此，制备柚皮素吸入溶液剂首要解决的问题是提高柚皮素的溶解度。本节通过考察辅料对柚皮素的增溶效果，选取最佳增溶剂，并对制备所得的柚皮素吸入溶液剂进行了空气动力学粒径大小分布及制剂稳定性评价，为后续柚皮素吸入剂型的开发提供参考依据。

一、辅料对柚皮素增溶效果的考察

【实验材料】

（一）药品与试剂

柚皮素（西安岩昊有限公司，批号：20170520）；甘油（马来西亚保洁公司）；丙二醇（美国陶氏公司）；羟丙基 β 环糊精（山东滨州智源生物科技有限公司，批号：20170617 - 1）；柚皮素对照品（货号：N5893，纯度 95%，Sigma - Aldrich 公司）。

（二）仪器

KQ - 250DE 型数控超声波清洗器（昆山市超声仪器有限公司）；Mettler Toledo 205DU 十万分之一电子分析天平（瑞士 Mettler Toledo 公司）；Simplicity 超纯水器（美国 Millipore 公司）；低温可叠放摇床（美国 Thermo Scientific 公司）；紫外可见分光光度计（美国 Agilent 公司）；X 射线粉末衍射仪（荷兰 PANalytical 公司）；差示扫描量热仪（德国 Netzsch 公司）；傅里叶变换红外光谱（美国 Thermo 公司）；核磁共振波谱仪（美国 Bruker 公司）。

【实验部分】

（一）紫外 - 可见分光光度法测定样品浓度方法学的建立

1. 测定波长的选择

精密称取柚皮素对照品 10 mg 置于 10 mL 量瓶中，用甲醇溶解并定容，即为对照品储备液。用超纯水将其稀释至适当浓度，在 200 ～ 400 nm 波长范围内进行紫外扫描。

2．专属性试验

分别取柚皮素对照品、柚皮素供试品及空白辅料适量，配制成适当浓度的柚皮素对照品溶液、柚皮素供试品溶液及空白辅料溶液，在 288 nm 波长处进行扫描，考察辅料是否对该波长处的测定产生干扰。

3．线性关系及线性范围

分别配制不同介质中的系列浓度梯度柚皮素对照品溶液，照紫外 – 可见分光光度法［《中国药典》（2015 年版）第四部"通则"］，在 288 nm 波长处测定吸光度。以吸光度 A 为纵坐标、浓度 C（单位：μg/mL）为横坐标绘制标准曲线。

（二）柚皮素表观溶解度的测定

按《中国药典》（2015 年版）第四部中缓冲液的配制方法，分别配置 pH 为 1.2、6.8、7.4 的缓冲溶液，取 20 mL 置于具塞锥形瓶中，加入过量的柚皮素，盖紧塞子。于 25 ℃恒温摇床中，200 r/min 振荡 48 小时，取出后静置至分层，上清液用 0.45 μm 微孔滤膜过滤，弃去初滤液，续滤液经相应的介质适当稀释后使用紫外可见分光光度计进行柚皮素浓度测定，通过标准曲线计算柚皮素在不同 pH 溶液中的溶解度。

（三）混合溶剂对柚皮素的增溶作用

分别取 20 mL 含混合溶剂的系列溶液置于具塞锥形瓶中，加入过量的柚皮素，盖紧塞子，于 25 ℃恒温摇床中，200 r/min 振荡 48 小时，取出，静置，用 0.45 μm 微孔滤膜过滤，弃去初滤液，续滤液经适当稀释后使用紫外可见分光光度计进行柚皮素浓度测定。

（四）HP-β-CD 对柚皮素的增溶作用

取超纯水配制质量分数（w/v）分别为 0%、2%、4%、8%、16% 的 HP-β-CD 溶液，取 20 mL 配制好的 HP-β-CD 系列溶液分别加至 50 mL 具塞锥形瓶中，再加入过量的柚皮素，盖紧塞子。于 25 ℃恒温摇床中，200 r/min 振荡 48 小时，取出，静置，用 0.45 μm 微孔滤膜进行过滤，弃去初滤液，续滤液经适当稀释后使用紫外可见分光光度计进行柚皮素浓度测定。以溶液中柚皮素浓度（单位：mmol/L）为纵坐标，以相应的 HP-β-CD 浓度为横坐标，画出相溶解度曲线。计算包合物稳定常数 Ks 和包合物效率 CE（complexation efficiency）。

（五）柚皮素 – HP-β-CD 包合物的表征鉴定

1. 柚皮素 – HP-β-CD 包合物冻干粉末的制备

取适量的柚皮素和 HP-β-CD 于锥形瓶中，加入超纯水，在室温下振摇 12 小时，用 0.45 μm 滤膜过滤后冻干为粉末，供后续表征鉴定实验使用。

2. X – 射线粉末衍射

取柚皮素原料药、HP-β-CD、柚皮素 – HP-β-CD 包合物冻干粉末分别进行检测；检测条件：Cu 靶，管压 40 kV，管流 40 mA，2θ 范围 3°～40°。

3. 差示扫描量热分析

取柚皮素原料药、HP-β-CD、柚皮素 – HP-β-CD 包合物冻干粉末分别进行检测；检测条件：N_2 气流速为 70 mL/min。加热速度为 10 ℃/min，扫描范围为：30 ～ 300 ℃。

4. 傅里叶变换红外光谱分析

取柚皮素原料药、HP-β-CD、柚皮素 – HP-β-CD 包合物冻干粉末分别进行检测；检测方法：取适量样品，加入 KBr，研磨均匀，压片；扫描范围为：4000 ～ 400 cm^{-1}。

5. NMR 检测

取柚皮素原料药、HP-β-CD、柚皮素 – HP-β-CD 包合物冻干粉末，分别用 DM-SO-d6 溶解后进行 ^{1}HNMR 谱图扫描。另外取柚皮素 – HP-β-CD 包合物冻干粉末，用 D_2O 溶解后进行 2D ROSEY（Two Dimensional Rotating frame Overhauser Effect Spectroscopy）图谱扫描；检测条件：探针温度为 298 K，混合时间为 300 ms。

【实验结果】

（一）紫外 – 可见分光光度法测定样品浓度方法学的验证

1. 测定波长的选择

由图 2 – 6 可知，柚皮素在酸性介质及水中的最大吸收波长为 290 nm，在碱性介质中的最大吸收波长为 320 nm。

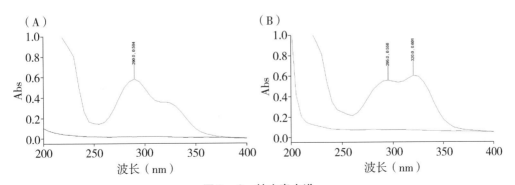

图 2 - 6　柚皮素光谱

（A）在酸性介质或水中；（B）在碱性介质中。

2．专属性试验

由图 2 - 7 可知，各空白辅料在柚皮素的最大吸收波长 290 nm 处没有吸收，故不会对柚皮素浓度的测定产生干扰。

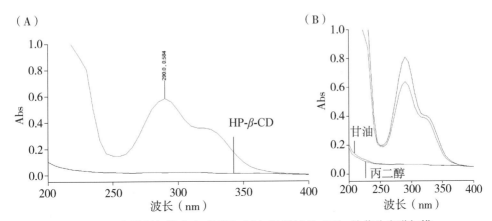

图 2 - 7　各辅料与柚皮素对照品（A）及供试品（B）的紫外光谱扫描

3．线性关系及线性范围

以 A 为吸光度，C 为浓度，在各介质中的线性回归方程如下：

（1）水：$A = 0.0543C - 0.0025$，$R^2 = 0.9994$。

（2）pH 1.2：$A = 0.0603C + 0.0002$，$R^2 = 0.9997$。

（3）pH 6.8：$A = 0.0504C + 0.0035$，$R^2 = 0.9995$。

（4）pH 7.4：$A = 0.0486C + 0.0023$，$R^2 = 0.9995$。

（二）柚皮素表观溶解度的测定

据文献报道，肺部给药的剂量为口服给药的 1/40 ～ 1/100，根据前期研究中柚皮素口服给药有效剂量，制定柚皮素吸入溶液剂的目标浓度为 800 μg/mL。

柚皮素在水及不同 pH 缓冲溶液中的溶解度如表 2 - 9 所示。结果表明，柚皮素的溶解度随着 pH 的增大而有所增加，但与目标浓度 800 μg/mL 仍有一段距离，需通过增溶手段进一步提高柚皮素的溶解度。

表 2 - 9　柚皮素在各介质中的表观溶解度

pH	水	1.2	6.8	7.4
溶解度（μg/mL）	24.33	20.31	27.06	30.28

（三）混合溶剂对柚皮素的增溶作用

乙醇、丙二醇和甘油为目前 FDA 批准用于吸入溶液剂的混合溶剂，本节考察了柚皮素在 15% 乙醇溶液及 FDA 批准最大用量下的丙二醇和甘油溶液的溶解度，结果如表 2 - 10 所示；混合溶剂能在一定程度上增加柚皮素的溶解度，但仍未达到目标浓度。

表 2 - 10　柚皮素在各混合溶剂中的溶解度

混合溶剂	乙醇（15%）	甘油（7.3%）	丙二醇（25%）
溶解度（μg/mL）	228.54	159.29	654.42

（四）HP-β-CD 对柚皮素的增溶作用

HP-β-CD 对柚皮素的增溶作用如表 2 - 11、图 2 - 8 所示。在 HP-β-CD 的浓度为 2% ～ 16% 的范围内，HP-β-CD 对柚皮素的增溶效果显著，且呈线性关系，线性方程为 $y = 0.2146x + 0.1405$，$R^2 = 0.9998$。根据 Higuchi-Connors 的分类，属于 A_L 型相溶解度曲线。相溶解度曲线中的斜率小于 1，说明柚皮素与 HP-β-CD 形成了化学计量比为 1 : 1 的包合物。[60] 根据相溶解度曲线的斜率与截距计算包合物的稳定常数 Ks 为 2732.37 M^{-1}，包合效率 CE 为 0.2732。柚皮素与 HP-β-CD 的摩尔比约为 1 : 5，说明在柚皮素和 HP-β-CD 的体系中，每 5 个 HP-β-CD 分子就有一个与柚皮素分子形成包合物。

表 2 - 11　柚皮素 - HP-β-CD 包合物的相溶解度

HP-β-CD	0%	2%	4%	8%	16%
柚皮素（μg/mL）	23.42	897.3	1670	3431	6690

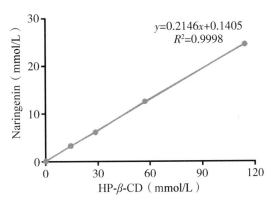

图 2 - 8　柚皮素与 HP-β-CD 的相溶解度曲线

　　药物与环糊精形成包合物的过程是物理过程，其稳定性依赖于主客分子间的范德华力。形成稳定包合物的必要条件是主分子和客分子的立体结构和极性相适应。环糊精的腔体为疏水区，因此疏水性或非解离性药物易于进入而形成稳定的包合物。

　　环糊精包合物的稳定常数 Ks 是评价包合物中客分子和主分子之间作用力强弱的重要参数。Ks 值越大，说明形成的包合物越稳定，包合反应也越容易进行。[80] 目前研究发现，大部分环糊精包合物的 Ks 范围为 $10 M^{-1}$ 至 $1 \times 10^3 M^{-1}$，少数能达到 $1 \times 10^4 M^{-1}$。实验中柚皮素 - HP-β-CD 包合物的 Ks 为 $2732.37 M^{-1}$，说明 HP-β-CD 对柚皮素的增溶效果非常显著；且形成的包合物符合 A_L 型相溶解度曲线的特征，为化学计量比为 1∶1 的包合物，即柚皮素的溶解度与 HP-β-CD 的浓度成正比。吸入溶液在临床使用中可能需要稀释，由于包合物中柚皮素与 HP-β-CD 良好的线性关系，使得包合物溶液在稀释的过程中不会出现析出的现象，维持了制剂的稳定性。

（五）柚皮素 - HP-β-CD 包合物的表征鉴定

1. X - 射线粉末衍射（XRD）

　　由图 2 - 9 可见，柚皮素的 XRD 图谱在 10.8°、11.5°、15.8°、17.3°、18.1°、19.9°、20.4°、22.3°、23.7°、25.8°处有一系列明显的衍射峰，显示其晶体的属性。而 HP-β-CD 的 XRD 图谱只在 15°～25°范围内有一个宽峰，提示 HP-β-CD 为无定型结构。柚皮素 - HP-β-CD 包合物的 XRD 图显示属于柚皮素晶体的衍射峰消失，其 XRD 图谱与 HP-β-CD 一致，提示柚皮素已被包合在 HP-β-CD 的腔体内。

2. 差示扫描量热分析（DSC）

由图 2 - 9 可见，柚皮素在 256 ℃处有很强的吸热峰，而 HP-β-CD 则在 72 ℃附近有一扁平的吸热峰。柚皮素 – HP-β-CD 包合物的 DSC 曲线中显示属于柚皮素的吸热峰消失，在 72 ℃处有和 HP-β-CD 同样的吸热峰，表明包合物已形成。

3. 傅里叶变换红外光谱（FTIR）

由图 2 - 9 可见，柚皮素的 FTIR 光谱图显示其在 400 ～ 1600 cm^{-1}范围内有一系列小而尖锐的吸收峰，可以与 HP-β-CD 的光谱图区分开。柚皮素 – HP-β-CD 包合物的 FTIR 光谱图与 HP-β-CD 基本一致。本团队推测，柚皮素作为客体分子进入 HP-β-CD 分子的空腔后，柚皮素的特征被 HP-β-CD 所覆盖。

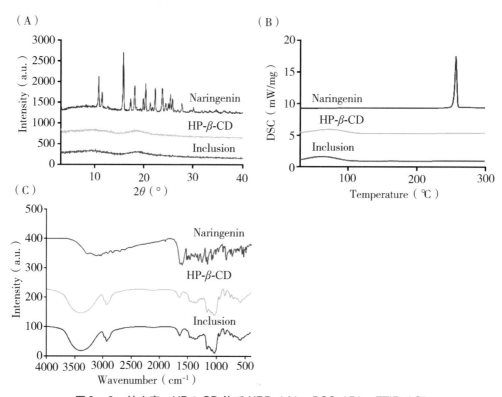

图 2 - 9　柚皮素 –HP-β-CD 体系 XRD（A）、DSC（B）、FTIR（C）

4. NMR 检测

NMR 技术是研究环糊精包合物的有效工具之一。通过对环糊精主体分子和客体分子的化学位移（$\Delta\delta$，$\Delta\delta = \delta_{包合后} - \delta_{包合前}$）和 NOE（nuclear overhauser effect）效应的分析，可推测出包合物的结构以及包合机制。[81]

柚皮素原料药、HP-β-CD 和柚皮素 – HP-β-CD 包合物冻干粉末的 ^{1}HNMR 光谱图如图 2 – 10 所示，H-6 或 H-8、H-2，H-3′或 H-5′，H-2′或 H-6′是柚皮素中环 A ～ C 的氢质子。由表 2 – 12 可见，柚皮素与 HP-β-CD 形成包合物后，其各个环上的氢质子都发生了化学位移，提示整个柚皮素分子已进入 HP-β-CD 的空腔。在所有氢质子的化学位移中，H-6 或 H-8 作为柚皮素 A 环中的氢质子，其化学位移（$\Delta\delta = -0.021$）比 C 环中的氢质子 H-3′或 H-5′和 H-2′或 H-6′的化学位移（$\Delta\delta = -0.004$）更显著。因此，可推测柚皮素的 A 环位于 HP-β-CD 腔体内的较深处。在 HP-β-CD 的化学位移方面，主要关注 H-3 和 H-5 氢质子在包合前后的位移变化。H-3 和 H-5 氢质子位于 HP-β-CD 腔体的内部，其中 H-3 靠近腔体宽的一边，而 H-5 靠近窄的一边。[82]由表 2 – 12 可见，H-3 氢质子的化学位移（$\Delta\delta = -0.019$）比 H-5 质子的化

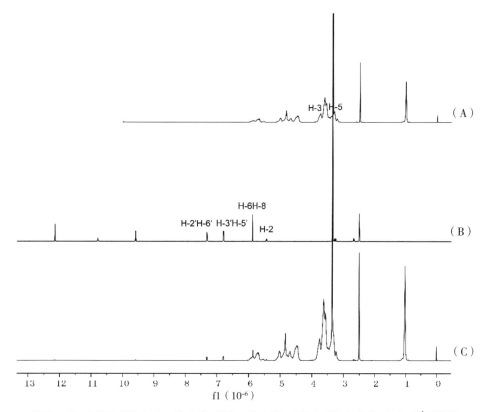

图 2 – 10　HP-β-CD（a）、柚皮素（b）、柚皮素 – HP-β-CD 包合物（c）的 ^{1}HNMR

学位移（$\Delta\delta = -0.002$）更显著，提示柚皮素分子是从较宽的一侧进入到 HP-β-CD 的腔体中。前面相溶解度研究的结果表明包合物中柚皮素与 HP-β-CD 的化学计量比为 1:1，因此可推测柚皮素分子是以 A 环定向从 HP-β-CD 腔体的宽侧完全进入到腔体的内部。

表 2 – 12　柚皮素和 HP-β-CD 的氢质子在包合前后的化学位移

化合物	氢质子	化学位移 δ（10^{-6}）		$\Delta\delta$（10^{-6}）
		δ（游离）	δ（包含物）	
柚皮素	2	5.438	5.427	−0.011
	6 or 8	5.878	5.857	−0.021
	3′ or 5′	6.789	6.785	−0.004
	2′ or 6′	7.312	7.308	−0.004
HP-β-CD	H-3	3.736	3.755	0.019
	H-5	3.468	3.470	0.002

2D ROESY 技术可用来进一步探讨柚皮素 – HP-β-CD 包合物的包合机制，它能揭示环糊精包合物中主客分子氢质子间的空间关系。空间中位置紧密的两个氢质子可产生 NOE 效应，表现为 2D ROESY 光谱图中主客分子氢质子间的相交峰。[83] 图 2 – 11 为柚皮素 – HP-β-CD 包合物的 2D ROESY 图谱，由图可见，柚皮素分子中位于 A 环中的 H-6 和 H-8 氢质子、位于 B 环上的 H-3′或 H-5′和 H-2′或 H-6′氢质子均与 HP-β-CD 中的 H-3 和 H-5 氢质子有相交峰，提示整个柚皮素分子都包合进了 HP-β-CD 的腔体内。结合 ^{1}HNMR 和 2D ROESY 的结果，我们推测柚皮素 – HP-β-CD 包合物的包合方式如图 2 – 12 所示。

环糊精包合物中，客分子的大小和形状与主分子的空腔相适应才能获得状态稳定的包合物。如果客分子太大，则不易进入主分子的空腔，只能部分包合，性质不稳定；如果客分子太小，则不能充满空腔，容易脱落。由 NMR 图谱结果可知，整个柚皮素分子都进入了 HP-β-CD 的空腔中，且形成的是化学计量比为 1:1 的包合物，说明柚皮素分子与 HP-β-CD 的空腔相适应，形成了性质稳定的包合物。

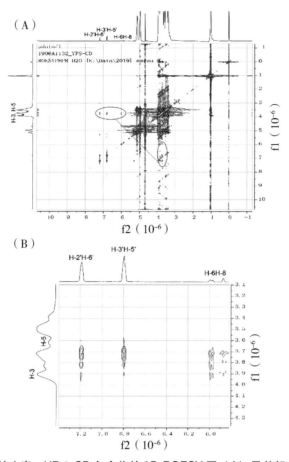

图 2 – 11 柚皮素 – HP-β-CD 包合物的 2D ROESY 图（A）及其部分放大（B）

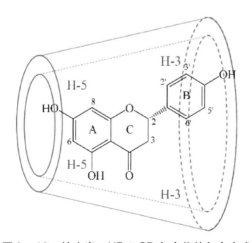

图 2 – 12 柚皮素 – HP-β-CD 包合物的包合方式

二、柚皮素吸入溶液剂的体外粒径分布评价

【实验材料】

（一）试药

供试品：柚皮素（西安岩昊有限公司，批号：20170520）；羟丙基 β 环糊精（山东滨州智源生物科技有限公司，批号：20170617 - 1）。对照品：柚皮素（货号：N5893，纯度95%，Sigma - Aldrich 公司）。

（二）仪器

KQ-250DE 型数控超声波清洗器（昆山市超声仪器有限公司）；Mettler Toledo 205DU 十万分之一电子分析天平（瑞士 Mettler Toledo 公司）；Simplicity 超纯水器（美国 Millipore 公司）；低温可叠放摇床（Thermo Scientific 公司）；Ultimate 3000 DGLG 高效液相色谱仪，LPG - 3400SD 泵，WPS - 3000SL 进样器，TCC3000 - RS 柱温箱，DAD 检测器（美国戴安公司）；Elite Hypersil ODS2（4.6 mm × 250 mm）色谱柱（大连依利特分析仪器有限公司）；Pari Turbo boy 压缩雾化器（德国百瑞公司）；新一代药用多级撞击器（美国 Copley 有限公司）。

【实验方法】

（一）柚皮素吸入溶液剂的制备

根据增溶效果考察的实验结果，选取 HP-β-CD 作为柚皮素吸入溶液剂的增溶剂，柚皮素吸入溶液剂的最终浓度为 800 μg/mL。

（二）柚皮素吸入溶液剂含量测定方法学的建立

1. 色谱条件

色谱柱：Elite Hypersil BDS C_{18}（4.6 mm × 250 mm，5 μm），流动相：甲醇 - 水（70 : 30），检测波长：288 nm，流速为 1.0 mL/min，柱温 25 ℃。

2. 溶液的制备

（1）对照品溶液：取柚皮素对照品适量，精密称定，加甲醇制成每 1 mL 含 40 μg 的溶液。

（2）供试品溶液：精密移取柚皮素吸入溶液剂 1 ～ 25 mL 至量瓶中，加流动相定容至刻度。

3. 专属性试验

以空白流动相、空白辅料溶液、柚皮素对照品溶液和待测样品分别进样，考察方法专属性。

4. 线性关系及线性范围

取柚皮素对照品适量，精密称定，加甲醇制成每 1 mL 含 80 μg 的母液。分别用流动相稀释成浓度为每 1 mL 含 0.4 μg、0.8 μg、2 μg、4 μg、8 μg、20 μg、40 μg、60 μg、80 μg 的溶液。取上述溶液 10 μL 按"1. 色谱条件"项下进样，以柚皮素峰面积积分值 A 对柚皮素对照品的浓度 C 进行回归分析，得标准曲线方程。

5. 定量下限

取柚皮素对照品溶液 0.4 μg/mL，连续进样 5 次，考察信噪比。

6. 重复性试验

取同一批次的柚皮素吸入溶液剂适量，平行 6 份，按"溶液的制备"项下方法处理后，按色谱条件进行含量测定，并对所得数据进行处理，计算柚皮素的平均含量及 RSD。

7. 加样回收试验

精密称取柚皮素吸入溶液剂适量，平行 9 份，分别精密加入低、中、高浓度的柚皮素对照品，按"溶液的制备"项下方法处理后，按色谱条件进行含量测定，计算回收率。

8. 中间精密度试验

同一批次的柚皮素吸入溶液剂适量，分别在不同日期、不同分析人员的条件下，按"溶液的配制"项下方法处理后，按色谱条件进行含量测定，并对所得数据进行处理，计算柚皮素的平均含量及 RSD。

9. 稳定性实验

同一批次的柚皮素吸入溶液剂适量，按"溶液的配制"项下方法处理后，按上述色谱条件在 0 小时、2 小时、4 小时、8 小时、12 小时进样，计算柚皮素的平均含量及 RSD。

（三）柚皮素雾化吸入剂体外粒径分布评价

采用新一代药用撞击器（NGI）评价柚皮素吸入溶液剂体外粒径分布，具体操作如下：按如图 2 - 13 所示连接好装置，从左至右依次为压缩雾化器、NGI、三通控制阀和高能泵；对装置进行气密性检查，当压力在 60 s 内维持在 4 kPa 不变即可判定装置的气密性良好；将 NCI 置于 5 ～ 10 ℃ 条件中预冷 90 min；预冷结束后将仪器重新连接好，开启高能泵，在人工喉入口处用流量计测试流速，流速稳定在 15 ± 0.75 L/min 的范围内即可开始实验；在雾化杯中加入 6 mL 柚皮素吸入溶液剂，然后通过适配器将雾化器的口含器与人工喉紧密连接，开启雾化器，测试 10 min；关闭雾化器，高能泵继续工作 10 s，确保残留在测试系统中的药物液滴能全部落到收集盘中；打开 NGI 上盖，取出人工喉、各级收集盘和微孔收集器（MOC），用 70% 甲醇充分洗涤并转移到量瓶中，定容至刻度后用高效液相色谱检测样品中柚皮素的浓度。

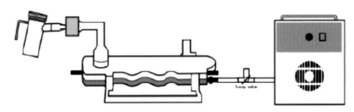

图 2 - 13　NGI 装置连接示意

（四）数据处理

采用高效液相色谱检测撞击器各级样品盘中收集到的柚皮素浓度，将结果导入 Copley Inhaler Testing Data Analysis Software（CITDA，英国 Copley Scientific 公司），可得到制剂的细颗粒百分比（*FPF*）、平均中值直径（*MMAD*）和几何标准偏差（*GSD*）。

【实验结果】

（一）方法学考察

1. 专属性试验

由图 2 - 14 可见，柚皮素在选用的色谱条件下专属性强，辅料溶液和溶剂均未对样品的测定产生干扰，说明方法专属性好。

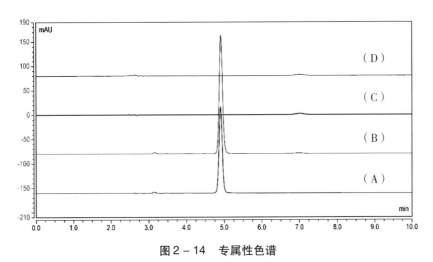

图 2 - 14　专属性色谱

（a）柚皮素对照品；（b）柚皮素供试品；（c）辅料；（d）溶剂。

2. 线性关系及线性范围

结果（图 2 - 15）表明，柚皮素在 $0.4055 \sim 81.10 \ \mu g/mL$ 浓度范围内，与色谱峰面积呈良好线性关系，标准曲线方程为：$y = 0.6339x - 0.0157$，$R^2 = 1$。

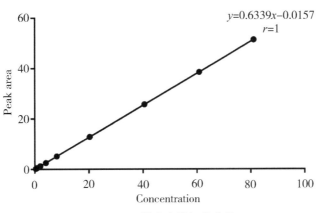

图 2 - 15　柚皮素的标准曲线

3. 定量下限

定量下限为标准曲线的最低点，实验中柚皮素的定量下限为 $0.4055 \ \mu g/mL$（表 2 - 13）。

表2-13 柚皮素的定量下限

序号	1	2	3	4	5
信噪比	106.3	100	123.2	120.2	91.7
峰面积	0.2393	0.2383	0.2391	0.2361	0.2312
平均峰面积	0.2368		RSD		1.43%

4. 重复性试验

如表2-14所示，柚皮素在重复性试验中的平均含量为718.3 μg/mL，RSD 为0.85%，说明该方法重复性好。

表2-14 柚皮素的重复性

样品编号	含量（μg/mL）	平均含量（μg/mL）	RSD（%）
1	717.8		
2	713.9		
3	713.3	718.3	0.85
4	714.6		
5	720.4		
6	729.5		

5. 加样回收率

如表2-15所示，柚皮素在低、中、高3个浓度的回收率均在98%～102%之内，RSD 为1.13%，说明该方法准确度良好。

表2-15 柚皮素加样回收率

加入浓度（μg/mL）	测定浓度（μg/mL）	加样回收率（%）	回收率平均值（%）	RSD（%）
	23.66	100.05		
23.65	23.33	98.65	99.83	1.09
	23.84	100.79		
	29.29	99.10		
29.56	28.98	98.02	99.07	1.04
	29.59	100.09		

续上表

加入浓度 （μg/mL）	测定浓度 （μg/mL）	加样回收率 （%）	回收率平均值 （%）	RSD （%）
	35.21	99.25		
35.47	35.79	100.91	100.52	1.12
	35.97	101.40		

6. 中间精密度

柚皮素吸入溶液剂在不同日期、用不同分析人员测得的含量和 RSD 如表 2 – 16 所示，说明该方法中间精密度好。

表 2 – 16　柚皮素的中间精密度

项目		含量（μg/mL）	RSD（%）
不同人员	甲	716.8	0.06
	乙	717.1	
不同日期	A	718.0	0.03
	B	718.3	

7. 稳定性

如表 2 – 17 所示，样品在 12 小时内测定，稳定性好。

表 2 – 17　柚皮素的稳定性

时间（h）	峰面积
0	18.1754
2	18.1956
4	18.2369
8	18.2422
12	18.2664
RSD（%）	0.20

（二）柚皮素吸入溶液剂空气动力学粒径大小分布的评价

吸入溶液剂中气溶胶微粒的粒径大小直接影响药物在呼吸道及肺部的沉积，是影响药物疗效的关键因素。目前测定吸入制剂微粒大小的方法有显微镜法、激光衍射粒径测定法、飞行时间空气动力学粒径分布测定法和级联撞击法。其中,级联撞击法可根据惯性撞击的原理,按粒径大小分离药物微粒并予以定量,是收载于各国药典的公认方法。

目前,中国药典收载的级联撞击器为双级撞击器、Andersen 撞击器和新一代药用撞击器(NGI)。NGI 因为分级更多、级间耗损更少、精确度更高而被广泛使用。如图 2 - 16 所示,NGI 的主体撞击器内部按不同的截止直径分为 7 个收集盘,且为了能定量回收雾化气溶胶中的活性物质,测试时可在最后的微孔收集器(MOC)中使用滤纸来捕获粒径筛分时未能收集的药物微细粒子。

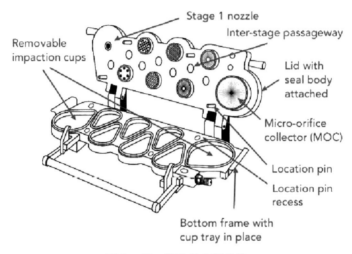

图 2 - 16 NGI 的内部构造

本节实验采用 NGI 来进行柚皮素吸入溶液剂的空气动力学粒径大小分布评价,结果如表 2 - 18、图 2 - 17 所示。柚皮素吸入溶液剂经雾化后大部分药物微粒集中在收集盘的 3~5 级,所对应的截止直径为 2.08~5.39 μm。表 2 - 19 为制剂的空气动力学参数。

表 2 - 18 柚皮素在各级段的含量百分比

级段	截止直径(μm)	药物含量(%)
Throat	—	1.94 ± 0.20
Stage 1	14.1	7.07 ± 0.64
Stage 2	8.61	13.00 ± 1.12
Stage 3	5.39	21.05 ± 0.90
Stage 4	3.3	24.82 ± 0.86
Stage 5	2.08	18.48 ± 1.25

续上表

级段	截止直径（μm）	药物含量（%）
Stage 6	1.36	7.33 ± 0.52
Stage 7	0.98	3.14 ± 0.45
MOC	0	3.16 ± 0.40

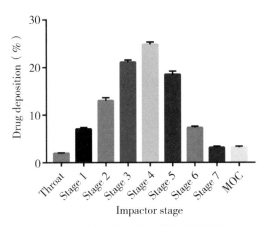

图 2 - 17　柚皮素在各级段的含量百分比

表 2 - 19　柚皮素吸入溶液剂空气动力学参数

FPF（%）	MMAD（μm）	GSD
53.09 ± 2.59	4.63 ± 0.21	2.16 ± 0.05

药物微粒在呼吸道的沉积主要是通过惯性碰撞、重力沉积和扩散运动决定的。粒径大于 10 μm 的微粒因易于与喉部碰撞通常会落在口咽部；5～10 μm 的微粒受惯性碰撞影响而沉积于口咽部和主气道；0.5～5 μm 的微粒由于重力沉降会分布在末梢支气管和肺泡中；而 0.5 μm 的微粒则因直径太小而易于通过扩散作用被呼出体外。《中国药典》（2015 年版）第四部规定吸入制剂中原料药物粒度大小通常应控制在 10 μm 以下，其中大多数应在 5 μm 以下。[38] 美国药典和欧洲药典则将粒径小于或等于 5 μm 的微粒定义为 fine particle fraction（FPF）。

药物的粒径大小主要取决于三方面的因素：给药装置、制剂处方和患者的呼吸状态。药物研发人员主要关注的是给药装置和制剂处方的设计。Pari Turbo Boy 雾化器为压缩雾化器，与超声雾化器相比，不易引起药液温度的升高，其雾化率为 0.3 mL/min，MMAD 为 3.5 μm，FPF 可达 68%，因而广泛应用于临床。

本节实验采用该雾化器进行制剂的体外粒径分布评价，所得数据对实际应用具有参考价值。吸入制剂中溶液的黏度和表面张力会影响雾化药液的空气动力学粒径分布，柚皮素吸入溶液剂的处方简单，HP-β-CD 为唯一的辅料。Evrard 等测定了不同浓度 HP-β-CD 溶液的密度、黏度、表面张力以及体外粒径分布，并与水进行了比较。[70]结果表明，在 HP-β-CD 浓度为 20～100 mmol/L 的范围内，溶液的密度与水接近，黏度随着 HP-β-CD 浓度的增加而有上升趋势，表面张力则随着 HP-β-CD 浓度的增加而下降，但变化的幅度都很小。空气动力学参数 FPF、$MMAD$、GSD 与水相比均无显著性差异。本团队制备的柚皮素吸入溶液剂中 HP-β-CD 的浓度约为 29 mmol/L，在上述研究的浓度范围之内，因此可推测制剂中的 HP-β-CD 并没有对粒径分布造成影响。本实验测得制剂的 FPF 为 53.09%，说明制剂中可沉积在肺部的药量较多。文献报道吸入制剂的最佳 $MMAD$ 范围为 1～5 μm，本实验测得的 $MMAD$ 为 4.63 μm，处在最佳范围之内。GSD 值是药物微粒直径的变异指标，GSD 值越接近 1，说明微粒的直径分布越窄。实验测得的 GSD 值为 2.16，说明雾化的液滴是多分散性的。

三、柚皮素吸入溶液剂的稳定性研究

【实验材料】

（一）试药

供试品：柚皮素（西安岩昊有限公司，批号：20170520）；羟丙基 β 环糊精（山东滨州智源生物科技有限公司，批号：20170617－1）。对照品：柚皮素（货号：N5893，纯度95%，美国 Sigma－Aldrich 公司）。

（二）仪器

KQ-250DE 型数控超声波清洗器（昆山市超声仪器有限公司）；Mettler Toledo 205DU 十万分之一电子分析天平（瑞士 Mettler Toledo 公司）；Simplicity 超纯水器（美国 Millipore 公司）；低温可叠放摇床（美国 Thermo Scientific 公司）；Ultimate 3000 DGLG 高效液相色谱仪，LPG－3400SD 泵，WPS－3000SL 进样器，TCC3000－RS 柱温箱，DAD 检测器（美国戴安公司）；Elite Hypersil ODS2 (4.6 mm×250 mm) 色谱柱（大连依利特分析仪器有限公司）。

【实验部分】

(一) 高温试验

依法制备柚皮素吸入溶液剂,将制剂分装于透明安瓿瓶中,每瓶 4 mL,然后将瓶口熔封。依据《中国药典》(2015 年版)第四部 9001 项下的指导原则,将制剂置于 60 ℃下放置 10 天,并于第 5 天和第 10 天取样进行含量检测。

(二) 强光照射试验

依法另行制备柚皮素吸入溶液剂,将制剂分装于透明安瓿瓶中,每瓶 4 mL,然后将瓶口熔封。依据《中国药典》(2015 年版)第四部 9001 项下的指导原则,将制剂置于光照箱中,在照度为 4500 x ± 500 lx 的条件下放置 10 天,并于第 5 天和第 10 天取样进行含量检测。

【实验结果】

(一) 高温试验

柚皮素吸入溶液剂在 60 ℃下放置 10 天后溶液仍然保持澄清,柚皮素的含量未发生显著变化(表 2 - 20),说明高温对该吸入制剂无显著影响。

表 2 - 20　柚皮素吸入溶液剂高温试验(60 ℃)含量测定结果

放置时间(天)	含量(μg/mL)	平均含量(μg/mL)	RSD(%)
0	812.36		
5	813.21	812.58	0.07
10	812.07		

(二) 强光照射试验

柚皮素吸入溶液剂在强光照射下放置 10 天后溶液仍然保持澄清,柚皮素的含量未发生显著变化(表 2 - 21),说明光照对该吸入制剂无显著影响。

表 2 - 21　柚皮素吸入溶液剂强光照射试验含量测定结果

放置时间(天)	含量(μg/mL)	平均含量(μg/mL)	RSD(%)
0	826.06		
5	825.20	826.07	0.11
10	826.96		

稳定性试验通过考察原料药或制剂在温度、湿度、光线影响下的变化情况，为药品的生产、包装、贮存和运输条件提供科学依据。稳定性试验包括影响因素试验、加速试验和长期试验。其中影响因素试验是在更激烈的条件下进行的，目的是探讨原料药的固有稳定性，考察制剂处方的合理性、生产工艺及包装条件。本制剂为溶液制剂，因此不考察湿度对制剂稳定性的影响。为了确保制剂的稳定性，吸入溶液剂中可加入抑菌剂、抗氧化剂等辅料；然而，这些辅料的加入可能会对呼吸道造成刺激，引起支气管收缩、咳嗽等不良反应。本研究通过影响因素试验初步考察了柚皮素吸入溶液剂的稳定性，可为后续的处方优化提供依据。

四、小结

本节通过 HP-β-CD 包合技术制备了柚皮素吸入溶液剂，提高了柚皮素的溶解度，并考察了制剂的可吸入性和稳定性，为柚皮素吸入制剂的开发提供科学依据：

（1）考察了辅料对柚皮素的增溶作用，结果表明：HP-β-CD 能显著提高柚皮素的溶解度，且溶解度的提高与 HP-β-CD 的浓度呈线性关系，二者可形成化学计量比为 1∶1 的包合物；采用 XRD、DSC、FTIR 技术对柚皮素与 HP-β-CD 形成的包合物进行了表征鉴定，结果表明：包合物图谱中属于柚皮素的特征峰已消失，包合物的图谱特征与 HP-β-CD 一致，提示包合物已形成；采用 NMR 技术对包合物的包合机制进行了研究，结果表明：柚皮素以结构中的 A 环定向从 HP-β-CD 空腔的较宽一侧完全进入空腔。

（2）考察了柚皮素吸入溶液剂的空气动力学粒径大小分布，结果表明：柚皮素吸入溶液剂的 FPF 为 53.09%，$MMAD$ 为 4.63 μm，GSD 为 2.16，说明制剂经雾化给药后有较大剂量的药物微粒可沉积于肺泡。

（3）考察了柚皮素吸入溶液剂在影响因素下的稳定性，结果表明：制剂在高温、强光照射的条件下，外观形状、主药含量均没有发生显著变化。

综上所述，柚皮素吸入溶液剂的肺部沉积率较高、稳定性好，适合进一步开发。

第四节　柚皮素吸入溶液剂的体外吸收机制及药代动力学研究

药物微粒到达呼吸道后可直接通过黏膜吸收入血，其过程为黏液层－上皮细胞

－基底膜－间质组织。药物的吸收受其理化性质和粒径大小影响，Calu-3 细胞为人呼吸道上皮细胞，因能模仿药物在肺部的吸收屏障而广泛应用于吸入制剂的研究中。药代动力学研究表明，柚皮素口服生物利用度较低，且口服给药后，大部分柚皮素富集在胃肠道，其次是肝、肾，在肺组织中的分布较低，限制了柚皮素在治疗呼吸系统疾病中的疗效发挥。本节通过考察 HP-β-CD 对柚皮素在 Calu-3 细胞上渗透性的影响，以及柚皮素－HP-β-CD 包合物在 Calu-3 细胞上的渗透机制，对柚皮素吸入溶液剂的体外吸收进行评价；并进一步通过考察大鼠经气管滴注给予柚皮素吸入溶液剂的药动学行为，阐明柚皮素肺部给药后的体内吸收特点。

一、柚皮素吸入溶液剂在 Calu-3 细胞模型上的吸收机制

【实验材料】

(一) 材料

Calu-3 细胞（人肺腺癌上皮细胞）由香港中文大学 Wing-Hung Ko 博士提供；96 孔板（美国康宁公司）；12 mm，0.4 μm，12 well Transwell 嵌套（美国康宁公司）；DMEM/F12 培养基（美国 Gibco 公司）；胎牛血清（澳大利亚 Hyclone 公司）；青霉素－链霉素双抗（美国 Hyclone 公司）；非必需氨基酸（美国 Gibco 公司）；二甲基亚砜（DMSO）（Sigma-Aldrich 公司）；Hanks 平衡盐溶液（美国 Hyclone 公司）；柚皮素（Sigma-Aldrich 公司）；羟丙基 β 环糊精（山东滨州智源生物科技有限公司，批号：20170617－1）；MTS 试剂（美国 Promega 公司）。

(二) 仪器

HERAcell vios 160i CO_2 细胞培养箱（美国 Thermo 公司）；HT－840 洁净工作台（苏州净化安泰技术有限公司）；系列精密移液器（美国 Rainin 公司）；ECLIPSE Ts2 倒置显微镜（日本 Nikon 公司）；Centrifuge 5430R 台式高速冷冻离心机（德国 Eppendorf 公司）；Ariummini 超纯水系统（德国 Sartorius 公司）；KQ－500DE 数控超声波清洗器（昆山市超声仪器有限公司）；Millicell$^{®}$－ERS－2 电阻仪（美国 Milipore & Merck 公司）；多孔超微量核酸蛋白分析仪 Epoch（美国 Biotek 公司）；Mettler Toledo 205DU 十万分之一电子分析天平（瑞士 Mettler Toledo 公司）；Ultimate 3000 DGLG 高效液相色谱仪，LPG－3400SD 泵，WPS－3000SL 进样器，TCC3000－RS 柱温箱，DAD 检测器（美国戴安公司）；Elite Hypersil ODS2（4.6 mm×250 mm）色谱柱（大连依利特分析仪器有限公司）。

【实验部分】

（一）溶液的配制

1．柚皮素溶液的配制

由于柚皮素溶解度极低，因此先把柚皮素溶解在 DMSO 中，再用 HBSS 缓冲液稀释至给药浓度，保持 DMSO 的最终浓度为 0.1%；在给药前过 0.22 μm 滤膜。

2．柚皮素混悬液的配制

取适量柚皮素加至 HBSS 缓冲液中，超声 30 min 使其分散均匀。加药前先振摇均匀；在给药前过 0.22 μm 滤膜。

3．HP-β-CD 溶液的配制

把 HP-β-CD 加至 HBSS 缓冲液中，超声溶解；在给药前过 0.22 μm 滤膜。

4．柚皮素–HP-β-CD 溶液包合物溶液的配制

将适量柚皮素和 HP-β-CD 加至 HBSS 缓冲液中，恒温下振摇 12 小时；在给药前过 0.22 μm 滤膜。

（二）MTS 试验测定细胞存活率

采用 MTS 试剂，分别考察不同浓度的柚皮素、HP-β-CD 和柚皮素–HP-β-CD 包合物对细胞存活率的影响，具体操作如下：将 Calu-3 细胞培养在 96 孔板中，待生长密度至 60%～70% 即可实验；加入测试药物，在细胞培养箱中孵育 4 小时；每孔加入 20 μL MTS 溶液；在 37 ℃下避光静置 1～4 小时；使用酶标仪测定 490 nm 处的吸光度；每组计算平均值，与 Control 组比较，判断细胞生长活性。

（三）细胞跨膜电阻值的测定

每隔 2 天测定一次细胞跨膜电阻值（TEER）。12～14 天后，TEER 值到达平台期，说明细胞已经形成紧密的细胞单层膜，可用于后续的转运实验。为了考察转运实验中细胞膜的完整性，在实验前后都要检测 TEER 值。

（四）HP-β-CD 对柚皮素在 Calu-3 细胞模型中渗透性的影响

为了研究 HP-β-CD 对柚皮素在 Calu-3 细胞模型中渗透性的影响，分别考察柚皮素在溶液、混悬液和包合物这 3 种不同状态下的细胞渗透性。

（五）柚皮素 – HP-β-CD 包合物在 Calu-3 细胞模型中的渗透性研究

考察 100 μmol/L、200 μmol/L、400 μmol/L 柚皮素 – HP-β-CD 包合物的渗透性，研究该包合物的渗透机制。

【实验结果】

（一）药物对呼吸道上皮细胞活性的影响

采用 MTS 技术，考察柚皮素、HP-β-CD 和及柚皮素 – HP-β-CD 包合物对 Calu-3 细胞活性的影响。结果表明：柚皮素在浓度范围为 100～400 μmol/L 内对 Calu-3 的细胞活性无显著影响［图 2 – 18（A）］。HP-β-CD 在浓度范围为 5～10 mmol/L 内对细胞活性无显著影响，在大于 10 mmol/L 浓度下细胞活性开始明显下降，如图 2 – 18（B）所示。柚皮素 – HP-β-CD 包合物中 HP-β-CD 的浓度约为 4 mmol/L，结果表明包合物在柚皮素浓度为 100～400 μmol/L 内对细胞活性无显著影响，如图 2 – 18（C）所示。因此，选择 100 μmol/L、200 μmol/L、400 μmol/L 为柚皮素及其包合物的给药浓度进行后续转运实验研究。

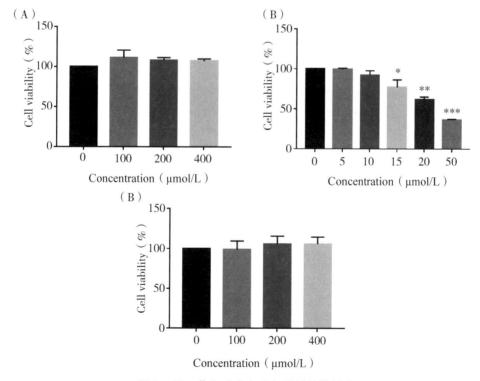

图 2 – 18　药物对 Calu-3 细胞活性的影响

（A）柚皮素；（B）HP-β-CD；（C）包合物。与空白对照组比较：* $P < 0.05$，** $P < 0.01$，*** $P < 0.001$。

（二）细胞单层膜的完整性评价

采用 TEER 值作为评价 Calu-3 细胞膜完整性的指标。Calu-3 细胞 TEER 值如表 2 – 22、图 2 – 19 所示；细胞接种后，电阻值快速增长，于 12 ～ 14 天到达平台期。说明细胞已融合形成了紧密的单层膜。为了监测转运实验中细胞膜的完整性，在实验前后也检测了 TEER 值，分别为 663 ± 45 Ω 和 657 ± 50 Ω，无显著性差异，说明细胞膜在药物暴露的过程中完整性良好。

表 2 – 22　Calu-3 细胞的 TEER 值

天数	4	8	10	12	14
TEER（Ω）	212 ± 25	462 ± 33	510 ± 70	576 ± 30	581 ± 31

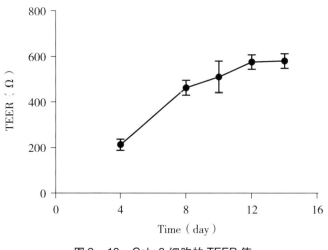

图 2 – 19　Calu-3 细胞的 TEER 值

（三）HP-β-CD 对柚皮素在 Calu-3 细胞模型中渗透性的影响

图 2 – 20 为柚皮素溶液、混悬液及柚皮素 – HP-β-CD 包合物在 Calu-3 细胞上给药后的药物累积渗透量—时间曲线。由图可见，柚皮素溶液的渗透量最高，其次为包合物和混悬液，柚皮素溶液的累积渗透量分别为包合物和混悬液的 1.4 倍和 2.0 倍（表 2 – 23）。

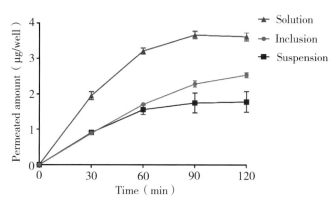

图 2 - 20　药物在 Calu-3 细胞上的累积渗透量—时间曲线

表 2 - 23　药物渗透总量及单位时间渗透量

给药形式	透过量（μg/well）	单位时间透过量（μg/s×10⁻⁴）
柚皮素溶液	3.61 ± 0.11	5.03 ± 0.16
柚皮素包合物	2.53 ± 0.06	3.52 ± 0.09
柚皮素混悬液	1.78 ± 0.30	2.47 ± 0.40

（四）柚皮素 – HP-β-CD 包合物在 Calu-3 细胞上渗透机制的研究

图 2 - 21（A）为 3 个不同浓度的柚皮素 – HP-β-CD 包合物在 Calu-3 细胞上给药后的药物累积渗透量—时间曲线。由图可见，给药浓度越高，柚皮素的渗透速率越大，且呈线性关系，如图 2 - 21（B）所示。说明在 $100 \sim 400$ μmol/L 的浓度范围内，柚皮素 – HP-β-CD 包合物的转运没有膜转运蛋白的参与，转运机制为被动扩散。

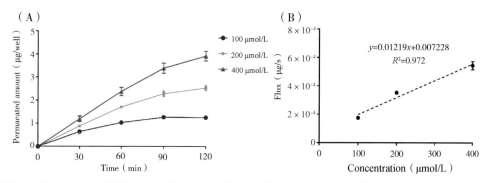

图 2 - 21　（A）不同浓度柚皮素 – HP-β-CD 包合物在 Calu-3 细胞上的累积渗透量—时间曲线
及（B）不同浓度柚皮素 – HP-β-CD 包合物的渗透速率

（五）讨论

本节实验采用 MTS 技术测定柚皮素及 HP-β-CD 对 Calu-3 细胞活性的影响，以确定给药剂量。环糊精可与细胞膜中的胆固醇生成水溶性结合物，减少细胞膜黏度，从而破坏细胞单层膜的完整性。[84]其中甲基化的 β 环糊精衍生物因为疏水性较强与同样为疏水性的胆固醇相比有更强的亲和力，而 HP-β-CD 则因为其较强的亲水性，与胆固醇的亲和力远小于其他甲基化的 β 环糊精衍生物。[85]将 Calu-3 细胞单层膜暴露在 10 mmol/L、25 mmol/L、50 mmol/L 的环糊精溶液中 4 小时后，移除环糊精溶液，并检测 48 小时内细胞跨膜电阻值（TEER）的变化，以评价细胞膜的完整性。[86]结果显示 10 mmol/L 的 HP-β-CD 对 TEER 值无显著影响，在 25 mmol/L、50 mmol/L 的浓度下 TEER 值虽然有下降，但在 24 小时内恢复到初始值；而甲基化的 β 环糊精衍生物在同样的给药浓度下，TEER 值均显著下降，且在 48 小时内不能恢复到初始值，说明细胞活性受到不可逆的破坏。从这个角度看来，HP-β-CD 的安全性更高。本节实验测定了浓度范围为 5～50 mmol/L 的 HP-β-CD 对 Calu-3 细胞活性的影响，在 5～10 mmol/L 的范围内，HP-β-CD 对细胞活性没有显著影响，在大于 10 mmol/L 浓度下细胞活性才开始明显下降。比较 Calu-3 细胞接种在 96 孔板上与接种在 Transwell 小室内，并培养成连接紧密的细胞单层膜后，暴露在 HP-β-CD 溶液中 4 小时后的细胞存活率，发现培养在 96 孔板上的 Calu-3 细胞在 HP-β-CD 浓度达 10 mmol/L 后活性开始显著下降，而培养在 Transwell 小室内的 Calu-3 细胞在浓度为 2～50 mmol/L 的 HP-β-CD 中活性没有显著改变。因此，有研究认为细胞形成紧密单层膜后对 HP-β-CD 的耐受度更高。[87]

药物的吸收受其亲水性和亲脂性的影响。油水分配系数（Log P）是评价药物亲脂性的指标，可用于预测药物对细胞膜的亲和力。文献报道柚皮素的 Log P 值为 2.60，意味着柚皮素易于透过细胞膜。[88]但药物需溶解在细胞分泌的黏液中，才能透过细胞膜进行转运。柚皮素本身的溶解度极低，需要辅料来增溶。HP-β-CD 能显著增加柚皮素的溶解度，研究表明，HP-β-CD 可通过被动扩散机制透过 Calu-3 细胞，其表观渗透系数（P_{app}）为 7×10^{-8} cm/s。动物实验同样表明，环糊精经气管滴注给药后可被吸收进入体内，其在兔中的生物利用度为 66%～80%。[87]综合体外及体内的研究结果，HP-β-CD 可被肺部上皮细胞吸收。在本节实验中，与混悬液相比，柚皮素和 HP-β-CD 形成包合物后，溶解度增加，即 Calu-3 细胞顶侧的药物浓度增加，因此柚皮素–HP-β-CD 包合物的渗透量大于混悬液的渗透量。值得注意的是，HP-β-CD 为极性化合物，其 P_{app} 值远小于本实验中测得的柚皮素的 P_{app} 值（8.17×10^{-6} cm/s），本团队推测在包合物体系中存在两种不同状态的柚皮素（游离柚皮素和柚皮素包合物），而柚皮素包合物可作为缓释系统缓慢释放柚皮素。虽然在设定的药物暴露时间内，柚皮素溶液的累积渗透量大于柚皮素包合物，但柚皮素溶液的累积渗透量在 120 min 到达平台期时，包合物的累积渗透量仍呈上升趋势。

二、柚皮素吸入溶液剂的药代动力学研究

【实验材料】

(一) 试药

供试品：柚皮素（西安岩昊有限公司，批号：20170520）；羟丙基 β 环糊精（山东滨州智源生物科技有限公司，批号：20170617 - 1）；对照品：柚皮素（货号：N5893，纯度 95%，美国 Sigma - Aldrich 公司）；异槲皮苷（货号：17793，含量≥90%）。

试剂：甲醇（质谱级，Fisher Scientific 公司，货号：A456 - 4）；乙酸乙酯（色谱级，Merda 公司，货号：UN1695）；甲酸（质谱级，Fluka 公司，货号：94318）；β - 葡萄糖醛酸酶（Type H - 1，Sigma-Aldrich 公司，货号：G0751）；生理盐水（湖南科伦制药有限公司，批号：D16112404 - 2）。

(二) 仪器

恒温培养振荡器（ZHWY - 111B，上海智诚分析仪器制造有限公司）；1200SL HPLC - 6410 Triple Quad 液相色谱 - 质谱联用仪（美国 Agilent 公司）；Centrifuge 5415R 台式高速冷冻离心机（德国 Eppendorf 公司）；HWS - 26 型电热恒温水浴锅（上海一恒科技有限公司）；Vortex - Genie 2 涡旋振荡器（美国 Scientific Industries 公司）；KQ-250DE 型数控超声波清洗器（昆山市超声仪器有限公司）；BP211D 电子分析天平（德国 Sartorius 公司）；Simplicity 超纯水器（美国 Millipore 公司）；EYELA MG - 2200 型氮吹仪（日本东京理化器械株式会社）；系列精密移液器（德国 Eppendorf 公司）。

(三) 实验动物

SPF 级 9 周龄 SD 大鼠，雌雄各半，200 ± 20 g，购自广东省医学实验动物中心，许可证号：SYXK（粤）2014 - 0035。饲养于中山大学生命科学学院中药与海洋药物实验室 SPF 级动物房。饲养环境相对湿度 55% ± 15%，12 小时明暗交替，自由饮食。

【实验部分】

（一）给药途径及方法

本节考察柚皮素吸入溶液剂经肺部给药后的药代动力学行为及组织分布，并考察该制剂的绝对生物利用度，采用的给药方法为气管滴注及尾静脉注射。

1. 气管滴注

动物给药前禁食 12 h，自由饮水。经腹腔注射 10% 水合氯醛，将大鼠麻醉后垂直固定于自制的固定架上，使用压舌片将大鼠口腔打开，找到声门处，采用特制微量进样注射器经声门插入气管至肺部，滴注柚皮素吸入溶液剂（50 μL/100 g）；滴注完成后动物保持垂直状态 1～2 min，使药物均匀扩散到肺部。

2. 尾静脉注射

动物给药前禁食 12 h，自由饮水。采用固定器将大鼠固定，注射前先用 75% 乙醇涂擦大鼠尾巴，进针时保持针头、血管、注射器成一条直线，稍回抽见有回血，说明针头已经插入静脉，即可推针注射。

（二）分组及剂量设计

气管滴注：9 周龄 SD 大鼠 48 只，按预先设定的 8 个时间点随机分为 8 组，每组 6 只，雌雄各半。尾静脉注射：9 周龄 SD 大鼠 6 只，雌雄各半。

给药剂量均为 0.4 mg/kg。

（三）样品采集

1. 气管滴注

每组大鼠于滴注完成后的 0.083 h、0.167 h、0.25 h、0.5 h、1 h、2 h、4 h、8 h 从眼眶静脉取全血至含肝素钠的采血管中，4 ℃下 4000 r/min 离心 10 min，分离血浆，置 −80 ℃冰箱保存。采血后，用颈椎脱臼法处死大鼠，迅速解剖，取出肺组织，用生理盐水清洗干净后用滤纸吸干。置 −80 ℃冰箱保存。

2. 尾静脉注射

大鼠尾静脉注射后于上述时间点从眼眶取全血至含肝素钠的采血管中，4 ℃下 4000 r/min 离心 10 min，分离血浆，置 −80 ℃冰箱保存。

（四）大鼠血浆及肺组织样品中柚皮素浓度的测定

采用前述液质联用方法对大鼠血浆及肺组织样品中柚皮素的浓度进行测定。

1. 校正标样的制备

取柚皮素校正标样储备液适量，用60%甲醇水稀释成柚皮素浓度为40 ng/mL、100 ng/mL、200 ng/mL、1000 ng/mL、2000 ng/mL、4000 ng/mL、10000 ng/mL、20000 ng/mL 的校正标样工作液，取空白血浆或组织匀浆100 μL，然后分别加入相应浓度的校正标样工作液5 μL，涡旋5 min，制成柚皮素浓度为2 ng/mL、5 ng/mL、10 ng/mL、50 ng/mL、100 ng/mL、200 ng/mL、500 ng/mL、1000 ng/mL 的校正标样。

2. 质控样品的制备

分别取柚皮素质控样品储备液适量，用60%甲醇水稀释成柚皮素浓度为320 ng/mL、1600 ng/mL、16000 ng/mL 的质控样品工作液，取空白血浆或组织匀浆100 μL，然后分别加入相应浓度的5 μL 的质控样品工作液，涡旋5 min，制成柚皮素浓度分别为16 ng/mL、80 ng/mL、800 ng/mL 的质控样品。

（五）数据分析

血浆及肺组织样品中柚皮素浓度由 Agilent MassHunter Quantitative Analysis 软件进行计算，采用药代动力学软件 DAS 3.0 以非房室模型计算统计矩参数。受试动物给药后的 AUC、C_{max} 和 T_{max} 采用平均值 ± 标准误（Mean ± SEM）进行描述；C_{max} 和 T_{max} 值从测定数据中直接读出，药代动力学参数来自 DAS3.0 软件统计结果。

【实验结果】

（一）药代动力学

气管滴注及尾静脉注射给药后，大鼠血浆中柚皮素的血药浓度—时间曲线如图 2-22 所示。结果表明：气管滴注给药后，血浆中柚皮素的主要药动学参数为 $AUC_{0-t}=233.60 \pm 37.47$ μg/（L·h），$T_{max}=0.181 \pm 0.034$ h，$C_{max}=217.86 \pm 66.35$ μg/L，$t_{1/2}=4.15 \pm 2.13$；尾静脉给药后，血浆中柚皮素的主要药动学参数为 $AUC_{0-t}=268.20 \pm 85.62$ μg/（L·h），$C_{max}=713.12 \pm 258.564$ μg/L，$t_{1/2}=2.25 \pm 0.90$（详见表 2-24）。

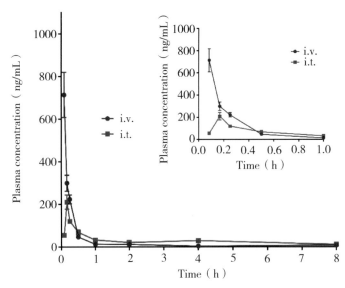

图 2 - 22　大鼠经气管滴注及尾静脉注射给药后柚皮素的平均血药浓度—时间曲线

表 2 - 24　大鼠经气管滴注及尾静脉注射给药后柚皮素的药动学参数

药动学参数	尾静脉注射	气管滴注
AUC_{0-t} [μg/ (L·h)]	268.20 ± 85.62	233.60 ± 37.47
T_{max} (h)	—	0.181 ± 0.034
C_{max} (μg/L)	713.12 ± 258.564	217.86 ± 66.35
$t_{1/2}$ (h)	2.25 ± 0.90	4.15 ± 2.13
Bioavailability (%)		87

(二) 组织分布研究

气管滴注给药后，大鼠肺组织匀浆中柚皮素的药物浓度—时间曲线如图 2 - 23 所示。结果表明：气管滴注给药后，柚皮素在肺组织中的 AUC_{0-t} = 378.21 ng/ (g·h)；T_{max} = 0.167 h，C_{max} = 302.29 ng/g。

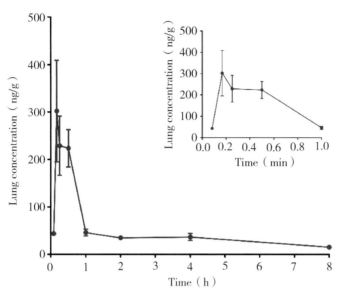

图 2 - 23　大鼠经气管滴注给药后肺组织中柚皮素平均药物浓度—时间曲线

（三）讨论

　　肺泡囊为药物在肺部的主要吸收部位，总表面积可达 $70 \sim 100$ m²。肺泡囊壁由单层上皮细胞构成，紧靠着致密的毛细血管网；肺泡囊壁和毛细血管壁的厚度只有 $0.5 \sim 1$ μm。[33-34]巨大的吸收面积和极小的运转距离，使药物能通过肺部吸收迅速进入血液循环，吸收速度在众多给药途径中仅次于静脉给药。在本节实验中，气管滴注给药后柚皮素迅速进入血液循环，在 0.181 小时达峰，符合肺部给药吸收迅速的特点。本节实验中气管滴注给药 $t_{1/2}$ 约为尾静脉注射给药 $t_{1/2}$ 的 2 倍，说明肺部给药后能延长药物在体内的停留时间。文献表明，柚皮素经大鼠口服后，大部分会在胃肠道及肝脏代谢为葡萄糖醛酸结合物，再以结合物的形式进入血液循环。其生物利用度以游离柚皮素计仅为 3.8%，而以结合物形式计为 39.8%。[26]本节实验中，柚皮素吸入溶液剂经气管滴注给药后，在大鼠体内的生物利用度为 87%，与口服给药的生物利用度相比有大幅提高。这是因为 HP-β-CD 使柚皮素的溶解度提高，而气管滴注的给药方式使药物能通过肺部直接进入血液循环，避免首过效应。组织分布研究表明，柚皮素经口服给药后，大部分药物会富集在胃肠道，其次是肾脏、肝脏、肺、心脏和脾脏。由于柚皮素结合物的分子量大，极性大，不易透过细胞膜，大部分柚皮素以游离的形式分布到肺组织，因此口服给药后柚皮素分布在肺组织的浓度很低。[28]W. Zou 等在大鼠灌胃给予 42 mg/kg 柚皮素葡萄糖苷后，测得肺组织中的 AUC_{0-t} 值为 251.34 ng/（g·h），C_{max} 为 54.76 ng/g。[89]而在本节实验中，柚皮素吸入溶液剂以 0.4 mg/kg 的剂量经气管滴注给药后，在肺组织中测得的 AUC_{0-t} 为 378.21 ng/（g·h），C_{max} 为 302.09 ng/g。由此可见，气管滴注给药可以远小于口服给药的剂量取得更高的靶点部位药物浓度，体现了肺部给药的优势。

三、柚皮素在肺组织中代谢产物的研究

【实验材料】

（一）试药

甲醇（质谱级，Fisher Scientific 公司，货号：A456 - 4）；乙腈（色谱级，B & J 公司，货号：UN1648）；乙酸乙酯（色谱级，Merda 公司，货号：UN1695）；甲酸（质谱级，Fluka 公司，货号：94318）。

（二）仪器

超快速高效液相色谱仪（LC - 20ADXR 二元泵，SIL-20AD - XR 自动进样器，CTO - 20A 柱温箱，SPD - M20A PDA 检测器，日本岛津公司）；四级杆 - 飞行时间质谱仪（Triple TOF 5600 plus，美国 AB SCIEX 公司）；Welch Analytical Guard Cartridges Ultimate XB-C$_{18}$（4.6 mm × 10 mm，5 μm）为预柱；Phenomenex Kinetex C$_{18}$（3.0 mm × 150 mm，2.6 μm，100 A）为色谱柱。

【实验部分】

（一）色谱 - 质谱分析

1. 色谱条件

以 0.1% 甲酸 - 水（v/v）为流动相 A，0.1% 甲酸 - 甲醇（v/v）为流动相 B，进行梯度洗脱（表 2 - 25），流速为 0.3 mL/min，柱温 40 ℃。

表 2 - 25 梯度洗脱条件

时间（min）	A（%）	B（%）
10	35	65
20	27.5	72.5
20	0	100
24	0	100
25	95	5
30	Stop	

2. 质谱条件

ESI 电喷雾离子源，离子喷雾电压正模式 5500 V，负模式 -4500 V；离子源温度（TEM）550 ℃；喷雾气（GS1）55 psi；辅助加热气（GS2）55 psi；气帘气（CUR）35 psi；碰撞气压力 10 psi，扫描范围 m/z 100 ～ 2000，分别采用正、负离子模式进行检测。

（二）样品的制备

取肺组织匀浆样品 100 μL 至聚丙烯小管中，加入含 15 μg/mL $[2',3',5',6'-D4]$ -4,6,4'-三羟基二氢橙酮对照品的乙腈 200 μL，涡旋 3 min，25 ℃ 13000 r/min 离心 30 min，取上清液 10 μL 进样。

（三）数据处理

质谱数据的采集和分析分别由 Analyst（版本 1.6，Sciex）和 PeakView（版本 1.2，Sciex）软件进行。利用 MultiQuant 软件（版本 2.1，Sciex）获得代谢物和内标色谱峰的峰面积，计算峰面积之比，进而通过峰面积—时间曲线获得相应的 AUC 值，以反映各代谢物的相对暴露量。

【实验结果】

（一）代谢产物分析

采用高分辨 UFLC-Q-TOF-MS/MS 系统，从肺组织中共鉴定出 21 种代谢产物：包括 13 种黄酮类化合物和 8 种酚酸类化合物。如图 2 - 24 所示，大部分代谢产物在负离子模式下响应更高。大鼠经气管滴注给予柚皮素吸入溶液剂后，柚皮素迅速被吸收并参与了广泛的 Ⅱ 相代谢反应。如图 2 - 25 所示，柚皮素在大鼠体内可发生脱氢化、羟基化和甲基化反应，分别生成芹菜素、圣草酚和橙皮素。这些苷元可进一步反应生成相应的葡萄糖醛酸苷和硫酸酯。将不同时间段肺组织中柚皮素及其代谢产物的峰面积做成热图（图 2 - 26），发现柚皮素 -7 - O - 葡萄糖醛酸苷（M1）和柚皮素 -7 - O - 硫酸酯（M5）为主要的黄酮类代谢产物。

在负离子模式下，代谢物 M1 ～ M7 均拥有特征碎片 m/z 271，推测为柚皮素衍生物。其中，代谢物 M1 和 M2 经对照品分别确证为柚皮素 -7 - O - 葡萄糖醛酸苷和柚皮素 -4' - O - 葡萄糖醛酸苷。代谢物 M4 和 M5 比柚皮素多 80Da（SO_3），根据质谱离子碎片和文献报道，[90-92] 分别指认为柚皮素 -4' - O - 硫酸酯和柚皮素 -7 - O - 硫酸酯。代谢物 M6 准分子离子峰 $[M-H]^-$ 为 m/z 527.0497，推断该化合物为柚皮素 - O - 葡萄糖醛酸苷 - O - 硫酸酯；它可能是由柚皮素 - O - 葡萄糖醛酸苷（M1 和 M2）的硫酸化或柚皮素 - O - 硫酸酯（M4 和 M5）葡萄糖醛酸化产生

（A）

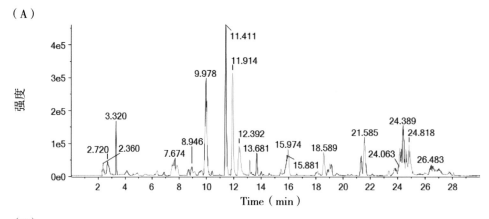

（B）

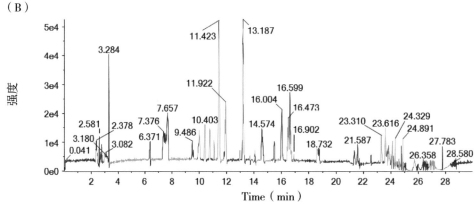

图 2-24　大鼠肺组织在负模式（A）和正模式（B）总离子流

的。代谢物 M8 分子式为 $C_{21}H_{18}O_{11}$，准分子离子峰［M－H］$^-$ 为 m/z 445.0778，比柚皮素 - O - 葡萄糖醛酸苷多 2 Da，特征碎片峰为 m/z 269.0474，参考文献，[93-94] 推测 M8 为芹菜素 - O - 葡萄糖醛酸苷。代谢物 M9、M10 和 M11 在负离子模式下的特征碎片为 m/z 287，比柚皮素多 16 Da，根据文献，[90] 推测这 3 个代谢物均为圣草酚的衍生物。此外，代谢物 M12 和 M13 在负离子模式下特征碎片为 m/z 301，分别推测为橙皮素 - 7 - O - 葡萄糖醛酸苷和橙皮素 - 7 - O - 硫酸盐。

与文献报道一致，[90,95] 这些黄酮类代谢物在负离子模式下主要发生逆狄尔斯 - 阿尔德反应（retro Diels-Alder，RDA）。以柚皮素 - 4' - O - 葡萄糖醛酸苷为例，葡萄糖醛酸苷键断裂后，产生 m/z 271.0600 和 m/z 175.0233 离子峰，分别对应为去质子化的柚皮素和脱水的葡萄糖醛酸苷。随后，去质子化柚皮素参与了 RDA1/3 反应（C 环上的骨架 1 和 3 断裂），产生了特征碎片 m/z 151.0025 和 m/z 119.0510。柚皮素 - 4' - O - 葡萄糖醛酸苷的裂解模式如图 2 - 27 所示。

除了上述黄酮类代谢物，还检测到 8 种酚酸类代谢物。此类代谢物是由柚皮素

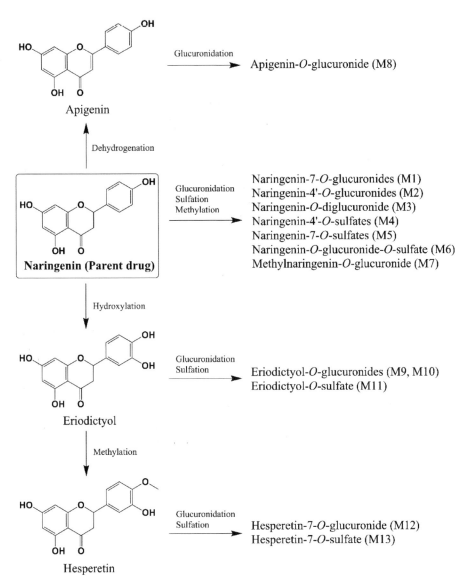

图2-25　大鼠气管滴注给予柚皮素吸入制剂后肺组织中黄酮类代谢物的形成途径

及其他黄酮类代谢物在肠道微生物的介导下发生骨架断裂而生成,[96-97]葡萄糖醛酸化及硫酸酯化则由哺乳动物酶催化产生。气管滴注给药后，柚皮素经肺部吸收进入体内，随后经血液循环分布至肝脏及小肠，进而生成一系列黄酮类代谢物。这些代谢物经肝肠循环和肠肠循环进入小肠腔体，并在肠道微生物的介导下降解为酚酸类化合物,[99]包括3-(4'-甲氧基苯基)-2-丙烯酸、3-(3',4'-二羟基苯基)丙酸和3-(4'-羟基苯基)丙酸等。这些酚酸类代谢物会进一步参与Ⅱ相代谢反应，生成的代谢物可经血液循环回到肺部。其中，代谢物 M14 和 M21 的含量相对丰富。文献报道酚酸类代谢物具有一定的药理活性，[100]如 3 - (4' - 羟基苯基) 丙酸可通过增强 I 型干扰素信号传导来预防流感。[101]因此，经肠道微生物介导形成的柚皮素代谢物对柚皮素治疗肺部疾病的疗效贡献值得关注。

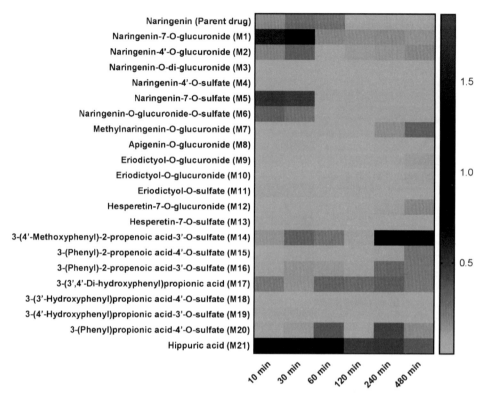

图 2 - 26　大鼠肺组织中柚皮素及其代谢产物的峰面积在不同时间点的热图

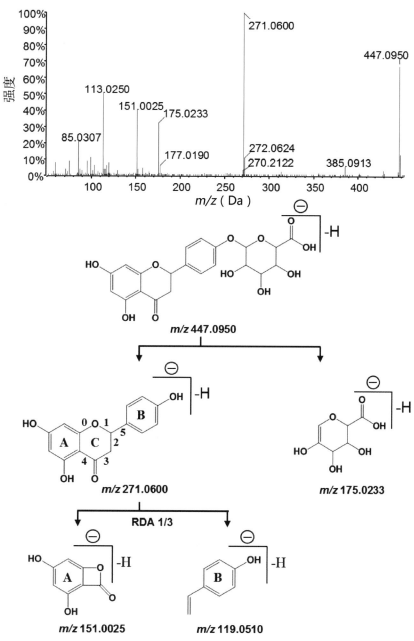

图 2 - 27　柚皮素 -4′- O -葡萄糖醛酸苷（M2）的裂解途径

（二）讨论

药物在肺部的代谢主要通过肺部代谢酶系统进行，其多数分布在肺部Ⅱ型上皮细胞上，种类全但含量较低；少数分布在Ⅰ型上皮细胞，且具有底物特异性。对肺部和肝脏中的药物代谢酶进行了比较，结果表明两者中的代谢酶在表达模式和活性上都具有很大差异。[102-105]Somers 等[106]发现肝脏中细胞色素 P-450（CYP）的活性较高，而肺部中肽酶活性较高，二者中的环氧化物水解酶和酯酶活性相似。

药物在肺部的代谢对其有效性有很大影响。肺部的药物代谢能力低于肝脏，因此一般来说，通过肺部吸收的药物能迅速进入血液循环，生物利用度高。[107-109]肺部代谢酶还可以活化某些药物，使其产生更好的治疗效果。[110-111]Würthwein 等[112]发现丙酸倍氯米松可通过肺部的酯酶代谢为 17-倍氯米松单丙酸酯，后者与糖皮质激素受体结合的亲和力更强。据报道，[113]布地奈德可与肺部的脂肪酸形成结合物，导致其在肺部的清除率降低，从而延长药物的作用时间。药物在肺部的代谢也会影响其安全性，因此在药物开发的过程中需要关注其在肺部的代谢产物。

方铁铮[26]考察了大鼠经灌胃给予柚皮素后其在各组织中的存在形式，结果表明柚皮素主要以单体的形式存在于肺部。Zeng 等[114]鉴定了老年大鼠经灌胃给予柚皮苷后各组织中的代谢产物，结果表明药物在肺部的代谢产物主要为柚皮素。而本研究对大鼠经气管滴注给予柚皮素吸入溶液剂后其肺组织的代谢产物进行了鉴定，结果表明柚皮素气管滴注给药后在肺组织中的主要代谢产物为柚皮素、柚皮素-O-葡萄糖醛酸苷和柚皮素-O-硫酸酯。

四、小结

本节通过考察柚皮素吸入溶液剂在 Calu-3 细胞上的渗透机制及肺部给药后在大鼠体内的药代动力学行为，对柚皮素吸入溶液剂的体内外吸收进行了评价。

（1）考察了 HP-β-CD 对柚皮素在 Calu-3 细胞上渗透性的影响，以及柚皮素-HP-β-CD 包合物在 Calu-3 细胞上的渗透机制。结果表明，HP-β-CD 能增加柚皮素在 Calu-3 细胞上的透过量，其机制不是通过改变柚皮素的渗透性，而是通过增加柚皮素在上皮细胞衬液（ELF）中的浓度达到的。在实验浓度范围内，柚皮素-HP-β-CD 包合物的累计渗透量随给药浓度的增加呈线性增加，表明在实验浓度范围内，柚皮素-HP-β-CD 包合物的转运没有膜转运蛋白的参与，转运机制为被动扩散。

（2）考察了大鼠经气管滴注给药及尾静脉注射给药后的药动学行为。结果表明，气管滴注给药后，血浆中柚皮素的主要药动学参数为 $AUC_{0-t} = 233.60 \pm 37.47$ μg/(L·h)，$T_{max} = 0.181 \pm 0.034$ h，$C_{max} = 217.86 \pm 66.35$ μg/L，$t_{1/2} = 4.15 \pm 2.13$ h；尾静脉给药后，血浆中柚皮素的主要药动学参数为 $AUC_{0-t} = 268.20 \pm 85.62$ μg/(L·h)，$C_{max} = 713.12 \pm 258.564$ μg/L，$t_{1/2} = 2.25 \pm 0.90$。说明柚皮素吸入

溶液剂经气管滴注给药后能被迅速吸收，半衰期较尾静脉给药延长，生物利用度为87%；组织分布研究方面，柚皮素经气管滴注给药后在肺组织迅速达峰（$T_{max} = 0.167\ h$），与灌胃给药相比，肺组织浓度大幅提高。

（3）考察了柚皮素吸入溶液剂经气管滴注给药后在肺组织中的代谢产物，共鉴定出 13 个黄酮类代谢物、8 个酚酸类代谢物；柚皮素气管滴注给药后在肺组织中的主要存在形式为柚皮素、柚皮素 – O – 葡萄糖醛酸苷、柚皮素 – O – 硫酸酯。

第五节　柚皮素吸入溶液剂的药效研究

柚皮素具有良好的镇咳作用，其镇咳机制为外周镇咳，作用位点位于肺部。肺部给药具有起效迅速、给药剂量少等优势，本章第四节我们考察了大鼠经气管滴注给予柚皮素吸入溶液剂的药动学行为，结果表明柚皮素经肺部给药后能被迅速吸收，药物在肺组织的浓度高。本节通过考察柚皮素吸入溶液剂对枸橼酸刺激豚鼠所致咳嗽的镇咳量效关系及时效关系，更直观地对柚皮素肺部给药的药效特点进行评价，以期为临床用药提供参考依据。

一、柚皮素吸入溶液剂的镇咳量效关系研究

【实验材料】

（一）试药

柚皮素（西安岩昊有限公司，批号：20170520）；羟丙基 β 环糊精（山东滨州智源生物科技有限公司，批号：20170617 – 1）；枸橼酸（上海麦克林生化科技有限公司，批号：C10545499）；生理盐水（湖南科伦制药有限公司，批号：D16112404 – 2）。

（二）仪器

恒温培养振荡器（HWY – 111B，上海智诚分析仪器制造有限公司）；Pari Turbo boy 压缩雾化器（德国百瑞公司）；DSI Buxco 全身体积描记检测系统（美国 Buxco 公司）。

（三）实验动物

普通级白化豚鼠，雄性，300±50 g，购自广州市花都区花东信华实验动物养殖场，许可证号：SCXK（粤）2019-0023。饲养环境：相对湿度55%±15%，12小时明暗交替，自由饮食。

【实验方法】

（一）给药装置的设计

本节考察柚皮素吸入溶液剂对枸橼酸诱导的豚鼠急性咳嗽模型的镇咳作用，因此需要实验动物在清醒、正常呼吸的状态下进行。气管给药虽然能提供精准的给药剂量，但是需要动物在麻醉的状态下进行，[115]既影响动物的呼吸功能，也不能真实反映吸入给药的特点。将动物全身暴露在气溶胶的环境下给药，虽然能满足动物保持清醒状态的需求，但是药物可经动物的其他黏膜（如眼睛）及皮肤等进入体内，影响吸收水平，且放置动物的腔体较大，会稀释气溶胶的浓度，减少给药剂量。本节研究参照文献报道，[116-118]结合储雾罐的方法，设计了一种简单可行的动物吸入给药装置。装置主要由雾化器、储雾罐和动物固定腔三部分组成，如图2-28所示，雾化杯中的吸入溶液由Pari Turbo Boy压缩雾化器雾化为气溶胶，进入储雾罐，储雾罐的另一端连接着动物固体腔，动物被活塞固定在腔体中，口鼻面向储雾罐的方向。这个装置可使动物在清醒、正常呼吸的状态下给药，与全身暴露给药相比，可避免其他途径的药物吸收，同时提供更高的给药浓度。

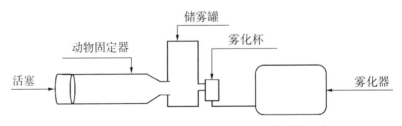

图2-28　豚鼠经口鼻吸入雾化溶液剂的装置示意

（二）动物分组与给药剂量

1. 动物分组

豚鼠随机分为7组，每组8只，分别为空白对照组、空白辅料组、5个柚皮素吸入溶液剂剂量组。

2．给药剂量

每只动物的雾化给药时间为 15 min，约雾化吸入溶液 4 mL，储雾罐体积约为 400 cm³，各组给药剂量详见表 2 - 26，其中空白对照组雾化生理盐水、空白辅料组中辅料的浓度为处方量浓度。

表 2 - 26　量效关系研究动物分组及给药剂量

分组	柚皮素给药剂量（mg/kg）
空白对照组	—
空白辅料组	—
柚皮素吸入溶液剂组 1	0.2
柚皮素吸入溶液剂组 2	0.4
柚皮素吸入溶液剂组 3	0.9
柚皮素吸入溶液剂组 4	1.8
柚皮素吸入溶液剂组 5	3.6

（三）溶液配制

柚皮素吸入溶液剂的配制：按"柚皮素吸入溶液剂的制备"项下操作，即得浓度为 800 μg/mL 的柚皮素吸入溶液剂。梯度稀释后，可得浓度为 50 μg/mL、100 μg/mL、200 μg/mL、400 μg/mL、800 μg/mL 共 5 个浓度的柚皮素吸入溶液剂。

0.6 mol/L 枸橼酸溶液的配制：称取枸橼酸适量，用生理盐水溶解配制成浓度为 0.6 mol/L 的枸橼酸溶液。

（四）柚皮素吸入溶液剂的量效关系研究

镇咳药物的主要作用靶点位于呼吸道和肺部，吸入给药的方式可使药物直接到达肺部，通过肺部巨大的吸收表面积和丰富的毛细血管网快速进入血液循环，起效迅速。柚皮素吸入溶液剂在给药 15 min 后即可发挥镇咳药效，因此给药与测试的时间间隔为 15 min，步骤如下：在放置动物前，先提前开启雾化器，雾化药物 1 min，使气溶胶充满储雾罐；将豚鼠放置在动物固定腔中，开始雾化 15 min；雾化结束 15 min 后，将豚鼠置于全身体积描记箱中（箱内由偏流仪产生 2.5 L/min 的偏置气流），适应 1 min 后，豚鼠接受 0.6 mol/L 枸橼酸喷雾 3 min（雾化速率 0.5 mL/min）。其间豚鼠的呼吸活动由呼吸流速传感器监测，并经 DSI Buxco FinePointe 软件自动识别豚鼠咳嗽呼吸波形，记录咳嗽次数。同时由受过训练的实验者全程观察豚鼠咳嗽的动作和声音（典型咳嗽为咳嗽声音清脆响亮，常有前扑动作），记录喷雾开始后 9 min 钟内豚鼠的咳嗽次数（图 2 - 29）。

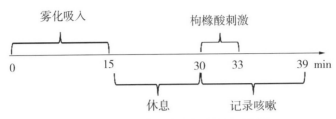

图 2 - 29　给药及镇咳药效检测时间线

【实验结果】

结果见表 2 - 27 和图 2 - 30，空白辅料组的咳嗽次数与空白对照组无显著性差异，说明处方量 HP-β-CD 的吸入不会影响豚鼠的呼吸状态。在 0.2 mg/kg 和 0.4 mg/kg 的给药剂量下，柚皮素吸入溶液剂有降低豚鼠咳嗽次数的趋势，但无统计学意义。在 0.9～3.6 mg/kg 的剂量范围内，柚皮素吸入溶液剂具有显著的镇咳作用，镇咳率为 29.42%～39.42%。

柚皮素吸入溶液剂的镇咳作用随着给药剂量的增加而呈上升趋势，如图 2 - 31 （A）所示，说明镇咳作用在 0.2～3.6 mg/kg 的浓度范围内具有剂量依赖关系，可绘制出量效关系曲线，如图 2 - 31 （B）所示，并计算出 EC_{50} 值为 0.67 mg/kg。

表 2 - 27　柚皮素吸入溶液剂对枸橼酸诱导豚鼠咳嗽的镇咳作用

药物	剂量（mg/kg）	咳嗽次数	镇咳率（%）
生理盐水	—	22.50 ± 1.38	—
HP-β-CD	—	21.22 ± 1.82	—
柚皮素吸入溶液剂 1	0.2	20.33 ± 3.00	9.64
柚皮素吸入溶液剂 2	0.4	19.13 ± 3.24	14.98
柚皮素吸入溶液剂 3	0.9	15.88 ± 1.65	29.42**
柚皮素吸入溶液剂 4	1.8	14.14 ± 2.93	37.16*
柚皮素吸入溶液剂 5	3.6	13.63 ± 2.82	39.42*

与空白组比较：* $P < 0.05$，** $P < 0.01$。

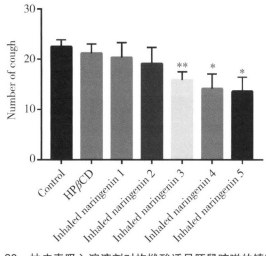

图2-30　柚皮素吸入溶液剂对枸橼酸诱导豚鼠咳嗽的镇咳作用

与空白对照组相比：$^{*}P<0.05$，$^{**}P<0.01$。

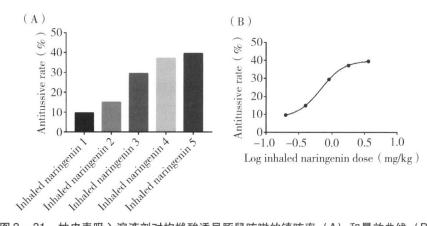

图2-31　柚皮素吸入溶液剂对枸橼酸诱导豚鼠咳嗽的镇咳率（A）和量效曲线（B）

二、柚皮素吸入溶液剂的时效关系研究

【实验材料】

（一）试药

柚皮素（西安岩昊有限公司，批号：20170520）；HP-β-CD（山东滨州智源生物科技有限公司，批号：20170617-1）；左羟丙哌嗪（湖南康普药业股份有限公司，批号：190401）；枸橼酸（上海麦克林生化科技有限公司，批号：C10545499）；生理盐水（湖南科伦制药有限公司，批号：D16112404-2）。

（二）仪器

恒温培养振荡器（ZHWY - 111B，上海智诚分析仪器制造有限公司）；Pari Turbo boy 压缩雾化器（德国百瑞公司）；DSI Buxco 全身体积描记检测系统（美国 Buxco 公司）。

（三）实验动物

普通级白化豚鼠，雄性，300 ± 50 g，购自广州市花都区花东信华实验动物养殖场，许可证号：SCXK（粤）2019 - 0023。饲养环境：相对湿度55% ± 15%，12 小时明暗交替，自由饮食。

【实验部分】

（一）时间点设定依据

预实验结果表明，雾化吸入与灌胃给药对豚鼠的咳嗽次数没有显著影响。量效研究结果说明柚皮素吸入溶液剂在豚鼠吸入 15 min 后即能起效，为进一步研究制剂的时效关系，并比较不同给药方式的柚皮素的镇咳药效，本实验设置了 3 个不同时间点，分别考察给药后 15 min、30 min、60 min 后柚皮素吸入溶液剂的镇咳药效。

（二）实验分组

1. 给药后 15 min

豚鼠随机分为 4 组，每组 8 只，分别为空白对照组、灌胃给药左羟丙哌嗪组（阳性药）、灌胃给药柚皮素组和雾化吸入给药柚皮素制剂组。

2. 给药后 30 min

豚鼠随机分为 4 组，每组 8 只，分别为空白对照组、灌胃给药左羟丙哌嗪组（阳性药）、灌胃给药柚皮素组和雾化吸入给药柚皮素制剂组。

3. 给药后 60 min

豚鼠随机分为 4 组，每组 8 只，分别为空白对照组、灌胃给药左羟丙哌嗪组（阳性药）、灌胃给药柚皮素组和雾化吸入给药柚皮素制剂组。

（三）剂量设计

柚皮素为外周镇咳药物，因此选择镇咳机制同为外周镇咳的左羟丙哌嗪作为阳性药；根据临床剂量折算，各组给药剂量如表 2 - 28 所示。

表2-28　时效关系研究动物分组及给药剂量

分组	剂量（mg/kg）
空白对照组	—
左羟丙哌嗪组	14
柚皮素组	17.2
柚皮素吸入溶液剂组	1.8

（四）溶液配制

精密称取左羟丙哌嗪及柚皮素适量，加生理盐水超声溶解，柚皮素难溶于水，给药前先充分振摇至均匀。柚皮素吸入溶液剂及0.6 mol/L枸橼酸溶液的配制按前述方法操作。

（五）各给药组的时效关系研究

吸入给药组豚鼠按前述方法操作；灌胃组豚鼠按0.5 mL/100 g给药体积灌胃给药。给药完成后，按设定的间隔时间点进行枸橼酸刺激和镇咳作用实验，具体操作同前述。

【实验结果】

（一）不同时间点各组药物对枸橼酸所致豚鼠急性咳嗽的镇咳作用

1. 给药15 min后

结果如表2-29所示，在给药15 min后，灌胃给予阳性药左羟丙哌嗪组和柚皮素组的咳嗽次数与空白对照组比较无显著性差异，而柚皮素吸入溶液剂组则明显降低豚鼠的咳嗽次数，镇咳率为37.16%。

表2-29　给药15 min后各组药物对枸橼酸所致豚鼠急性咳嗽的镇咳作用

药物	剂量（mg/kg）	咳嗽次数	镇咳率（%）
生理盐水	—	24.00 ± 2.15	—
左羟丙哌嗪	14	23.75 ± 2.76	1.04
柚皮素	17.2	23.13 ± 2.64	3.63
柚皮素吸入溶液剂	1.8	14.14 ± 2.93	41.08*

与空白组比较，*$P < 0.05$。

2. 给药 30 min 后

结果如表 2 - 30 所示，在给药 30 min 后，各组均能显著降低豚鼠咳嗽次数，其中阳性药左羟丙哌嗪组的镇咳率为 38.10%，口服柚皮素组的镇咳率为 35.21%，柚皮素吸入溶液剂组的镇咳率为 40.95%。

表 2 - 30 给药 30 min 后各组药物对枸橼酸所致豚鼠急性咳嗽的镇咳作用

药物	剂量（mg/kg）	咳嗽次数	镇咳率（%）
生理盐水	—	26.25 ± 1.67	—
左羟丙哌嗪	14	16.25 ± 1.94	38.10 **
柚皮素	17.2	17.00 ± 1.10	35.24 ***
柚皮素吸入溶液剂	1.8	15.50 ± 2.07	40.95 **

与空白对照组比较：** $P < 0.01$，*** $P < 0.001$。

3. 给药 60 min 后

结果如表 2 - 31 所示，在给药 60 min 后，各组均能显著降低豚鼠咳嗽次数，其中阳性药左羟丙哌嗪组的镇咳率为 43.53%，口服柚皮素组的镇咳率为 40.00%，柚皮素吸入溶液剂组的镇咳率为 32.33%。

表 2 - 31 给药 60 min 后各组药物对枸橼酸所致豚鼠急性咳嗽的镇咳作用

药物	剂量（mg/kg）	咳嗽次数	镇咳率（%）
生理盐水	—	21.25 ± 2.60	—
左羟丙哌嗪	14	12.75 ± 1.16	40.00 **
柚皮素	17.2	12.00 ± 1.11	43.53 **
柚皮素吸入溶液剂	1.8	14.38 ± 1.33	32.33 *

与空白对照组比较：* $P < 0.05$，** $P < 0.01$。

（二）各给药组时效关系的研究

各给药组的时效关系如图 2 - 32 所示，柚皮素吸入溶液剂在给药 15 min 后即发挥其镇咳药效，在给药 30 min 和 60 min 时仍能显著降低豚鼠咳嗽次数。阳性药左羟丙哌嗪组和口服柚皮素组在给药 15 min 后均没有镇咳作用，在其后的 30 min 和 60 min 开始发挥药效，且镇咳率呈上升趋势。

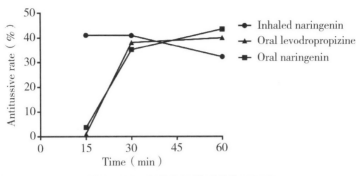

图 2 - 32　各给药组的时效关系研究

（三）　讨论

咳嗽是呼吸道受刺激时产生的一种保护性反射活动，有助于排出呼吸道内的异物及分泌物，保持呼吸道清洁和畅通。[119]然而，剧烈持续的咳嗽会影响患者的休息和生活，而且可引起肺泡壁弹性组织受损或其他严重并发症，因此需要选择适当的镇咳药物来缓解咳嗽。咳嗽由完整的反射弧构成：位于呼吸道的感受器受到刺激后，经迷走神经等传入神经传入延髓的呼吸中枢，信号整合后再经传出神经传递至效应器，引发咳嗽。[120]镇咳药是作用于咳嗽反射弧不同环节、抑制咳嗽反射的药物。根据作用位点的不同，可分为中枢性镇咳药和外周性镇咳药。中枢性镇咳药通过直接抑制中枢发挥镇咳作用，起效迅速，镇咳作用好，但由于有成瘾性或引起胃肠道不适等副作用，需要谨慎使用。[121 - 122]外周性镇咳药通过抑制反射弧中的感受器、传入神经或传出神经的传导而起镇咳作用。外周镇咳药无成瘾性，副作用少，镇咳作用可与中枢性镇咳药相当，因而得到广泛的使用。[123 - 124]

为了研究药物的镇咳机制，研究人员开发了多种动物咳嗽模型，包括对化学刺激敏感的咳嗽模型和对机械刺激敏感的咳嗽模型。研究方法一般分为以下三类[125]：①通过考察药物对刺激特定感受器的镇咳作用，以确定药物的镇咳机制；②通过考察不同给药途径下药物的镇咳作用，以确定药物的起效位点；③使用拮抗剂阻断特定外周神经通路，再考察药物的镇咳作用。每种研究方法都有其优点和局限性，因此通常联用两种或以上方法来对药物的镇咳作用进行考察。柚皮苷为柚皮素的配糖体，口服给药后，在体内主要以柚皮素及柚皮素结合物的形式存在。研究表明，脑室注射柚皮苷对电刺激豚鼠气道神经所致咳嗽没有显著作用，静脉注射柚皮苷对电刺激豚鼠喉上神经所致咳嗽也没有显著作用，说明柚皮苷的镇咳部位不是在中枢。[13]进一步研究表明，C 纤维神经肽耗竭后，柚皮苷对电刺激所致豚鼠咳嗽的抑制作用无显著影响，提示柚皮苷不是通过 C 纤维神经肽的释放而起镇咳作用的。对 ATP 敏感的 K^+ 离子通道阻断后，柚皮苷对辣椒素所致豚鼠咳嗽的抑制作用也无显著影响，表明柚皮苷的镇咳作用不依赖于 ATP-K^+ 离子通道的开放。灌胃给药柚皮苷对猪鬃毛机械刺激辣椒素脱敏豚鼠的呼吸道黏膜所致咳嗽具有明显的抑制作用，提示柚皮苷的镇咳作用与快速适配受体（RARs）的抑制有关。[15]研究还发现柚皮苷能通过抑制肺组织 SP 含量和 NK-1 受体的表达，从而抑制慢性支气管炎豚鼠的气道高反应性和对辣椒素刺激的敏感性。[126]柚皮苷和柚皮素的组织分布研究表明，灌胃给药后，柚皮苷和柚皮素在大鼠脑组织中的浓度远低于血浆水平，[26,89,102]提示柚皮苷及柚皮素均不能很好地透过血脑屏障进入脑组织，对中枢神经系统的影响有限。综合上述研究结果，柚皮素镇咳的作用位点位于呼吸道，其镇咳机制为外周镇咳。

针对柚皮素外周性镇咳的特点，我们制备了一种雾化吸入溶液，可通过雾化装置将制剂直接递送至肺部。在上一节研究中，我们考察了大鼠经气管滴注给予柚皮素吸入溶液剂的药动学行为，结果表明柚皮素能经肺部迅速被吸收。本节通过考察柚皮素吸入溶液剂对枸橼酸刺激豚鼠所致咳嗽的镇咳作用，更直观地对制剂的起效时间进行了评价。研究发现，雾化给药（1.8 mg/kg）15 min 后，柚皮素吸入溶液剂即能显著减少豚鼠咳嗽次数，镇咳作用持续到给药后的 30 min 和 60 min，这 3 个时间点的镇咳率分别为 41.08%、40.95% 和 32.33%。柚皮素（17.2 mg/kg）和左羟丙哌嗪（14 mg/kg）口服给药 15 min 后，对枸橼酸刺激豚鼠所致的咳嗽并无显著影响，给药后 30 min 和 60 min 两组口服给药组均能显著减少豚鼠咳嗽次数。本实验中雾化给药的制剂剂量为 1.8 mg/kg，约为口服给药剂量的 1/10，说明雾化吸入给药的方式能在减少给药剂量的同时使药物迅速起效。

三、小结

本节用自制的吸入给药装置，实现了在豚鼠清醒、无创的情况下进行吸入给药的目的。通过考察柚皮素吸入溶液剂对枸橼酸刺激豚鼠所致咳嗽的镇咳量效关系及时效关系，为临床用药提供参考依据。

（1）量效关系：考察了 0.2 mg/kg、0.4 mg/kg、0.9 mg/kg、1.8 mg/kg、3.6 mg/kg 这 5 个剂量的柚皮素吸入溶液剂在给药 15 min 的镇咳作用，结果表明，豚鼠经雾化吸入柚皮素吸入溶液剂后，咳嗽次数显著降低，镇咳率达 29.42% ~ 39.42%。柚皮素吸入溶液剂的镇咳作用在 0.2 ~ 3.6 mg/kg 浓度范围内具有剂量依赖关系，通过量效关系曲线计算出 EC_{50} 为 0.67 mg/kg。

（2）时效关系：考察了柚皮素吸入溶液剂在雾化给药（1.8 mg/kg）15 min、30 min、60 min 后的镇咳作用，并与柚皮素原料药灌胃给药组（17.2 mg/kg）、阳性药左羟丙哌嗪灌胃给药组（14 mg/kg）进行了比较。结果表明，柚皮素吸入溶液剂在给药 15 min 后即能显著降低豚鼠咳嗽次数，药效在给药后 30 min 和 60 min 时仍然持续，3 个时间点的镇咳率分别为 41.08%、40.95% 和 32.33%；左羟丙哌嗪及柚皮素灌胃给药组在给药 15 min 后均没有镇咳作用，在其后的 30 min 和 60 min 才开始发挥药效。本实验中豚鼠雾化给药的剂量分别为柚皮素和左羟丙哌嗪灌胃给药剂量的 1/10 和 1/8，说明柚皮素经肺部给药不仅起效迅速，而且能大大减少给药剂量。

第六节　柚皮素吸入溶液剂的刺激性研究

尽管肺部拥有自身防御免疫系统，可以抵挡部分外界粒子和微生物的刺激和影响，但由于肺部给药的特殊性，药物粒子能直接接触气道黏膜和肺部，可能会产生一定的刺激作用，影响肺的正常功能。因此，在考察吸入制剂有效性的同时，也应该关注吸入制剂的安全性问题。本节通过分析豚鼠经吸入给药后肺泡灌洗液中的生化指标，以及肺组织的病理变化对柚皮素吸入溶液剂的安全性进行初步评价。

一、刺激性研究

【实验材料】

（一）试药

柚皮素（西安岩昊有限公司，批号：20170520）；羟丙基 β 环糊精（山东滨州智源生物科技有限公司，批号：20170617－1）；生理盐水（湖南科伦制药有限公司，批号：D16112404－2）。

（二）仪器

恒温培养振荡器（ZHWY－111B，上海智诚分析仪器制造有限公司）；Pari Turbo Boy 压缩雾化器（德国百瑞公司）；日本 Sysmex XT－2000iv 动物专用全自动血液分析仪。

（三）实验动物

普通级白化豚鼠，雄性，300±50 g，购自广州市花都区花东信华实验动物养殖场。饲养环境：相对湿度 55%±15%，12 小时明暗交替，自由饮食。

【实验部分】

(一) 动物分组及剂量设计

1. 动物分组

豚鼠随机分为 6 组，每组 6 只，分别为空白对照组、空白溶剂组、低剂量空白辅料组、高剂量空白辅料组、低剂量柚皮素吸入溶液剂组和高剂量柚皮素吸入溶液剂组。

2. 剂量设计

为考察给药方式、辅料及制剂对动物肺组织的刺激性，本实验分别设置了空白对照组、空白辅料组及制剂组。其中，空白对照组动物不作给药处理，正常饲养至实验当天，与给药组动物一起取样。空白辅料组和制剂组均设置了两个剂量组，以药效学研究中的最高剂量组为制剂低剂量组、等剂量空白辅料为辅料低剂量组；高剂量的制剂组及空白辅料组为对应低剂量组的 5 倍剂量，具体分组及剂量见表 2 – 32。

表 2 – 32 动物分组及给药剂量

分组	柚皮素给药剂量（mg/kg）
空白对照组	—
空白溶剂组	—
低剂量空白辅料组	—
低剂量制剂组	3.6
高剂量空白辅料组	—
高剂量制剂组	18

(二) 给药溶液的配制

柚皮素吸入溶液剂的制备按前述操作，空白辅料组取相应剂量下的辅料按相同工艺制备即得。

(三) 给药方法

采用前述肺部吸入给药装置进行给药，每次给药 15 min，连续给药 7 天，其间观察记录各组动物的状态和体重变化。第 8 天处死各组豚鼠，取肺泡灌洗液和肺组织进行生化指标检测和组织切片检测。

（四）样品采集

麻醉处死豚鼠后，立即进行支气管肺泡灌洗，具体操作如下：打开胸腔，分离颈部气管，找到气管分支处，用手术线将左主气管结扎；在主气管处剪一小口，插入灌洗管，并用手术线固定；通过插管注入 PBS 缓冲液对右肺进行灌洗，每次 5 mL，连续 3 次，合并 3 次支气管肺泡灌洗液（BALF）；4 ℃ 1500 r/min 离心 5 min，分离上清液，－20 ℃保存待测；细胞沉淀用含 2% 血清的 PBS 缓冲液重悬后进行白细胞检测。

（五）检测指标

给药后每天观察记录动物的外观体征、一般行为活动、精神状态、呼吸、毛发、体重等情况，共观察 8 天；进行白细胞检测，并进行肺组织切片观察。

【实验结果】

（一）动物体重变化

在 8 天实验期间，各组动物均无死亡，且精神状态良好，呼吸状态正常，活动正常，毛发光滑，第 1 天与第 8 天体重称量结果如表 2 - 33 所示，各给药组大鼠的体重变化与空白对照组相比，差异均无统计学意义。

表 2 - 33 各组药物对豚鼠体重的影响

分组	第 1 天体重（g）	第 8 天体重（g）
空白对照组	332 ± 15	348 ± 20
空白溶剂组	326 ± 21	341 ± 18
低剂量空白辅料组	343 ± 14	355 ± 15
低剂量制剂组	336 ± 20	350 ± 22
高剂量空白辅料组	328 ± 18	340 ± 16
高剂量制剂组	335 ± 18	348 ± 21

（二）白细胞计数

图 2 - 33 为各组肺泡灌洗液中的白细胞计数，除高剂量辅料组外，各给药组的白细胞总数与空白对照组比较有上升趋势，但均无统计学意义。

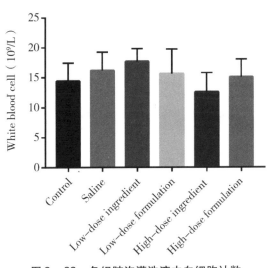

图 2 - 33　各组肺泡灌洗液中白细胞计数

（三）肺组织切片观察

各组豚鼠肺组织 HE 染色切片如图 2 - 34 所示。结果显示，生理盐水组肺组织结构完好清晰，肺泡腔内无炎性细胞浸润渗出，肺泡壁与空白对照组相比偶见增厚，提示连续雾化给药 7 天可能会对豚鼠肺部造成轻微刺激；低剂量空白辅料组和制剂组的肺组织无炎性细胞浸润，肺泡壁状态与生理盐水组相比无显著性差异，说明在该剂量下的药物没有对肺组织造成附加刺激；高剂量空白辅料组和制剂组的豚鼠肺组织均出现了明显的肺泡壁增厚现象，其中辅料组与制剂组相比无显著性差异，提示在高浓度剂量下药物会对肺组织造成一定刺激，刺激可能主要来自辅料。

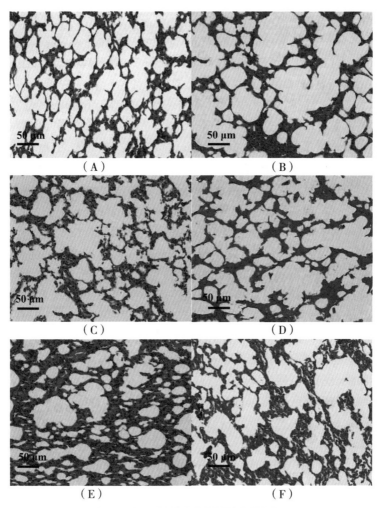

图 2-34 豚鼠肺组织 HE 染色切片

（20×）（A）空白组；（B）生理盐水组；（C）低剂量空白辅料组；（D）低剂量制剂组；（E）高剂量空白辅料组；（F）高剂量制剂组。

（四）讨论

肺是人体与外界进行气体交换的器官，本身拥有黏膜黏附、纤毛清除和巨噬细胞吞噬等防御免疫机制，以抵挡外界粒子和微生物的刺激。吸入制剂能通过特殊的给药装置将药物经呼吸道递送至肺部，药物粒子直接接触气道和肺部黏膜，可能会产生一定的刺激作用，影响肺的正常功能。因此，在考察制剂有效性的同时，也需要关注制剂的安全性。

通过建立体外和体内实验模型对吸入制剂的安全性进行评价，发现给药方式的选择会对实验结果产生影响。通常可选择气管滴注和雾化吸入两种方式。气管滴注虽然可以实现定量给药，但给药前需先将动物麻醉，长期给药可能会对动物机体造成影响，且强制性气管插管的方式可能会对动物的气管内壁表皮黏膜造成损伤。[127]此外，气管滴注给药会使大量药物溶液直接沉积于肺深部，造成肺组织的局部刺激。[128] Suarez[129]等比较了气管滴注和雾化吸入两种给药方式对豚鼠肺泡中巨噬细胞摄取药物的影响。结果表明，雾化吸入的药物粒子在豚鼠肺泡的分布面积更广，在巨噬细胞摄取中更均匀。给药浓度和给药时长也会对实验结果产生影响。

本节研究采取雾化吸入的方式进行给药，以上一节镇咳药效研究中的最高剂量（3.6 mg/kg）为本节实验的低剂量，其 5 倍剂量为本节实验的高剂量，每天给药 15 min，连续给药 7 天，通过考察豚鼠体重变化、肺泡灌洗液中白细胞总数及肺组织形态等生理指标，对柚皮素吸入溶液剂对肺部的刺激性进行了初步评价。结果表明，各组动物体重增长及肺泡灌洗液中白细胞总数均无显著性差异；肺组织切片结果显示：生理盐水组肺组织的肺泡壁与空白对照组相比偶见增厚，推测可能是因为在雾化给药过程中供氧不足，且液滴沉积于肺部，雾化给药周期较长（7 天），因而对豚鼠肺部造成轻微刺激；低剂量空白辅料组和制剂组肺组织无炎性细胞浸润，肺泡壁状态与生理盐水组相比无显著性差异，说明在该剂量下药物没有对肺组织造成附加刺激；高剂量空白辅料组和制剂组豚鼠肺组织均出现了较明显的肺泡壁增厚现象，其中辅料组与制剂组相比无显著性差异，提示在高浓度剂量下药物会对肺组织造成一定刺激，刺激可能主要来自辅料。为了改善药物的理化性质，增加药物的稳定性，吸入制剂中常需要加入助溶剂、抗氧剂、防腐剂等附加剂，研究表明长期使用会对肺部造成一定刺激，另外这些辅料的使用可能会改变制剂的 pH、黏度及渗透压，也是造成肺部刺激的原因。[33]

CD 因其良好的增溶效果而越来越多地被应用到难溶性药物吸入制剂的开发中，其安全性也受到研究人员的广泛关注。Agu 等[130]采用人鼻部上皮细胞模型，考察了一系列 CD 对纤毛运动的抑制作用。结果表明，细胞暴露在 γ-CD（8%，$w:v$），HP-β-CD（10.0%，$w:v$），dimethyl-β-CD（1%，$w:v$），α-cyclodexterin（2%，$w:v$）30 min 对其纤毛运动频率没有显著影响。Evrard[70]等将 C57BL/6 小鼠全身暴露在 25 mmol/L、50 mmol/L、75 mmol/L 的 HP-β-CD 中（暴露腔体积为 30 cm × 20 cm × 15 cm），每天 30 min，共暴露 7 天，考察 HP-β-CD 对小鼠气道反应、肺泡灌洗液白细胞计数及肺组织结构的影响。结果表明，HP-β-CD 对小鼠的气道反应及肺组织结构均无显著影响，20 mmol/L 组小鼠肺泡灌洗液中淋巴细胞升高，75 mmol/L 组白细胞总数下降，其余组别无显著性差异。本实验采用 HP-β-CD 作为增溶剂，在最高有效剂量下使用没有对肺部产生附加刺激，但在其 5 倍剂量下使用会造成肺泡壁增厚，这对后续的制剂完善及临床应用有参考价值。

二、小结

本节初步考察了柚皮素吸入溶液剂对肺部的刺激性，豚鼠以 3.6 mg/kg 为低剂量组，18 mg/kg 为高剂量组，每天雾化给药 15 min，连续给药 7 天。结果表明，各组动物体重增长及肺泡灌洗液中白细胞总数均无显著性差异；肺组织切片结果显示：生理盐水组肺组织结构完好清晰，肺泡腔内无炎性细胞浸润渗出，肺泡壁与空白对照组相比偶见增厚，提示连续雾化给药 7 天可能会对豚鼠肺部造成轻微刺激；低剂量空白辅料组与制剂组肺组织无炎性细胞浸润，肺泡壁状态与生理盐水组相比无显著性差异，说明在该剂量下药物没有对肺组织造成附加刺激；高剂量空白辅料组与制剂组豚鼠肺组织均出现了较明显的肺泡壁增厚现象，其中辅料组与制剂组相比无显著性差异，提示在高浓度剂量下药物会对肺组织造成一定刺激，刺激可能主要来自辅料。

第七节　本章总结

本章研究柚皮素肺部给药的可行性，通过研制柚皮素肺部吸入溶液剂，考察其肺部给药的体外吸收机制、药代动力学行为及镇咳药效，对柚皮素肺部给药的成药性进行了较全面的研究，为柚皮素的临床应用提供了新思路和新方法。

一、柚皮素作为给药物质的选择依据

考察了柚皮素及其配糖体柚皮苷在呼吸道上皮细胞 Calu-3 细胞中的渗透性、肺部给药的镇咳作用及药物在肺组织的浓度，分析了两者肺部给药的差异。结果表明，柚皮素在 Calu-3 细胞上的吸收速率优于柚皮苷，其表观渗透系数 P_{app} 为柚皮苷的 6.9 倍；肺部给药后，柚皮素能显著降低枸橼酸刺激所致豚鼠咳嗽的次数，在同等范围的镇咳作用下，柚皮素的给药剂量为柚皮苷的 $1/8 \sim 1/4$；豚鼠吸入柚皮苷后可在其肺组织中检测到柚皮素，且浓度与柚皮素给药组肺组织的浓度相当，提示柚皮苷经吸入进入体内会被代谢为柚皮素，柚皮素为镇咳作用的主要贡献者。综合细胞渗透性、镇咳作用及肺组织药物浓度的比较结果，选取柚皮素作为给药物质进行下一步的制剂开发。

二、吸入溶液剂的制备与评价

采用羟丙基 – β – 环糊精（hydroxypropyl-β-cyclodextrin，HP-β-CD）包合技术制备柚皮素吸入溶液剂，显著增加了柚皮素的溶解度，解决了柚皮素因水溶性不佳而难以制备成液体制剂的技术瓶颈。采用新一代药物撞击器对柚皮素吸入溶液剂进行体外粒径分布评价，结果表明：该制剂的微细粒子百分比为 53.09%，平均中值直径为 4.63 μm，几何标准偏差为 2.16；初步考察了柚皮素吸入溶液剂在影响因素下的稳定性，结果表明制剂在高温、强光照射的条件下，外观形状、主药含量均没有发生显著变化。

三、体外吸收机制及药代动力学研究

采用 Transwell 技术，首次考察了 HP-β-CD 对柚皮素在 Calu-3 细胞上的渗透性的影响及柚皮素 – HP-β-CD 包合物在细胞上的吸收机制。结果表明，HP-β-CD 不是通过直接改变柚皮素的细胞渗透性来增加渗透量，而是通过增加上皮细胞衬液（epithelial lining fluid，ELF）中柚皮素的浓度来增加渗透量；柚皮素 – HP-β-CD 包合物具有缓释作用，实验浓度范围内在 Calu-3 细胞上的吸收机制为被动扩散。本研究考察了柚皮素吸入溶液剂在大鼠体内的药动学行为，结果表明：柚皮素吸入溶液剂经气管滴注给药后能被迅速吸收，半衰期约为尾静脉注射给药的 2 倍；组织分布方面，柚皮素经气管滴注给药后在肺组织迅速达峰（T_{max} = 0.167 小时），与灌胃给药相比，肺组织浓度大幅度提高；组织代谢方面，柚皮素经气管滴注给药后从肺组织中鉴定出 13 个黄酮类代谢物、8 个酚酸类代谢物，其中柚皮素在肺组织中的主要存在形式为柚皮素、柚皮素 – O – 葡萄糖醛酸苷、柚皮素 – O – 硫酸酯。

四、镇咳作用的量效关系与时效关系

采用枸橼酸刺激豚鼠咳嗽为模型，首次考察了柚皮素肺部给药的镇咳量效关系及时效关系。量效关系研究中考察了 0.2 ～ 3.6 mg/kg 剂量范围内柚皮素吸入溶液剂的镇咳作用，结果表明：豚鼠经雾化吸入柚皮素吸入溶液剂后，咳嗽次数显著降低，镇咳作用呈剂量依赖关系，镇咳率达 29.42% ～ 39.42%，通过量效关系曲线计算出 EC_{50} 为 0.67 mg/kg；时效关系研究中考察了柚皮素吸入溶液剂（1.8 mg/kg）在雾化给药 15 min、30 min、60 min 后的镇咳作用，并与柚皮素原料药灌胃给药组（17.2 mg/kg）、阳性药左羟丙哌嗪灌胃给药组（14 mg/kg）进行了比较。结果表明：柚皮素吸入溶液剂在雾化给药 15 min 时即可显著降低豚鼠咳嗽次数，镇咳药效在给药后 30 min 和 60 min 时仍然持续；左羟丙哌嗪及柚皮素灌胃给药组在给药 15

min 后均没有镇咳作用，在其给药后 30 min 和 60 min 才开始发挥药效，提示柚皮素经肺部给药具有起效迅速、给药剂量少的优势。

五、制剂的肺部刺激性评价

初步考察了柚皮素吸入溶液剂对肺部的刺激性，以镇咳量效关系研究中的最大剂量（3.6 mg/kg）为低剂量组，其 5 倍剂量（18 mg/kg）为高剂量组，豚鼠每天雾化给药 15 min，连续给药 7 天。结果表明：各组动物体重增长及肺泡灌洗液中白细胞总数均无显著性差异；肺组织切片结果显示：生理盐水组肺组织结构完好清晰，肺泡腔内无炎性细胞浸润渗出，肺泡壁与空白对照组相比偶见增厚，提示连续雾化给药 7 天可能会对豚鼠肺部造成轻微刺激；低剂量空白辅料组与制剂组肺组织无炎性细胞浸润，肺泡壁状态与生理盐水组相比无显著性差异，说明在该剂量下的药物没有对肺组织造成附加刺激；高剂量空白辅料组与制剂组豚鼠肺组织均出现了较明显的肺泡壁增厚现象，其中辅料组与制剂组相比无显著性差异，提示在高浓度剂量下药物会对肺组织造成一定刺激，刺激可能主要来自辅料。

综上所述，本章通过制备柚皮素吸入溶液剂，解决了柚皮素因溶解度低而难以制备成液体制剂的技术瓶颈，所得制剂的肺部沉积率较高、稳定性较好；药代动力学研究表明柚皮素经肺部给药后能被迅速吸收，作用位点肺组织中的药物浓度显著提高；药效研究结果表明柚皮素肺部给药后具有良好的镇咳作用，起效迅速，给药剂量减少。这些成药性研究均为柚皮素肺部给药的应用开发提供了方法及理论依据。

参考文献

[1] FANG T, WANG Y, MA Y, et al. A rapid LC/MS/MS quantitation assay for naringin and its two metabolites in rats plasma [J]. Journal of pharmaceutical and biomedical analysis, 2006, 40 (2): 454-459.

[2] JOSHI R, KULKARNI Y A, WAIRKAR S. Pharmacokinetic, pharmacodynamic and formulations aspects of naringenin: an update [J]. Life sciences, 2018, 215: 43-56.

[3] WANG N, LI D, LU N H, et al. Peroxynitrite and hemoglobin-mediated nitrative/oxidative modification of human plasma protein: effects of some flavonoids [J]. Journal of asian natural products research, 2010, 12 (4): 257-264.

[4] ARUL D, SUBRAMANIAN P. Naringenin (citrus flavonone) induces growth inhibition, cell cycle arrest and apoptosis in human hepatocellular carcinoma cells [J]. Pathology & oncology research, 2013, 19 (4): 763-770.

[5] LEONARDI T, VANAMALA J, TADDEO S S, et al. Apigenin and naringenin suppress colon carcinogenesis through the aberrant crypt stage in azoxymethane-treated rats [J]. Experimental biology and medicine, 2010, 235 (6): 710-717.

[6] ZYGMUNT K, FAUBERT B, MACNEIL J, et al. Naringenin, a citrus flavonoid, increases muscle cell glucose uptake via AMPK [J]. Biochemical and biophysical research communications, 2010, 398 (2): 178-183.

[7] PURUSHOTHAM A, TIAN M, BELURY M A. The citrus fruit flavonoid naringenin suppresses hepatic glucose production from Fao hepatoma cells [J]. Molecular nutrition & food research, 2009, 53 (2): 300-307.

[8] BURKE A, SUTHERLAND B, TELFORD D, et al. Naringenin enhances the regression of atherosclerosis induced by a chow diet in Ldlr mice [J]. Atherosclerosis, 2019, 286: 60-70.

[9] MULVIHILL ERIN E, ASSINI JULIA M, SUTHERLAND BRIAN G, et al. Naringenin decreases progression of atherosclerosis by improving dyslipidemia in high-fat-fed low-density lipoprotein receptor-null mice [J]. Arteriosclerosis, thrombosis, and vascular biology, 2010, 30 (4): 742-748.

[10] JEON S M, KIM H K, KIM H J, et al. Hypocholesterolemic and antioxidative effects of naringenin and its two metabolites in high-cholesterol fed rats [J]. Translational research, 2007, 149 (1): 15-21.

[11] OLIVEIRA T T, RICARDO K F S, ALMEIDA M R, et al. Hypolipidemic effect of flavonoids and cholestyramine in rats [J]. Latin American journal of pharmacy, 2007, 26 (3): 407-410.

［12］李沛波，马燕，王永刚，等.化州柚提取物止咳化痰平喘作用的实验研究［J］.中国中药杂志，2006，31（16）：1350－1352.

［13］李沛波，王永刚，吴灏，等.柚皮苷及其苷元柚皮素的呼吸系统药理作用研究概述.［J］药学研究，2020，39（5）：249－255.

［14］李沛波，马燕，杨宏亮，等.化州柚提取物的抗炎作用［J］.中草药，2006，37（2）：251－253.

［15］GAO S，LI P，YANG H，et al. Antitussive effect of naringin on experimentally induced cough in guinea pigs［J］. Planta medica，2010，77（1）：16－21.

［16］李沛波，田珩，王永刚，等.化州柚提取物对 Beagle 犬心血管系统和呼吸系统的影响［J］.南方医科大学学报，2006，26（12）：1767－1768.

［17］李沛波，王永刚，彭维，等.化州柚提取物对小鼠中枢神经系统影响的安全性药理学研究［J］.中药材，2007，30（11）：1434－1436.

［18］LIN B，LI P，WANG Y，et al. The expectorant activity of naringenin［J］. 2008，21（2）：259－263.

［19］CHEN Y，WU H，NIE Y C，et al. Mucoactive effects of naringin in lipopolysaccharide-induced acute lung injury mice and beagle dogs［J］. Environmental toxicology and pharmacology，2014，38（1）：279－287.

［20］NIE Y C，WU H，LI P B，et al. Naringin attenuates EGF-induced MUC5AC secretion in A549 cells by suppressing the cooperative activities of MAPKs-AP-1 and IKKs-IkappaB-NF-kappaB signaling pathways［J］. European journal of pharmacology，2012，690（1－3）：207－213.

［21］LIU Y，WU H，NIE Y C，et al. Naringin attenuates acute lung injury in LPS-treated mice by inhibiting NF-kappaB pathway［J］. International immunopharmacology，2011，11（10）：1606－1612.

［22］LUO Y L，ZHANG C C，LI P B，et al. Naringin attenuates enhanced cough, airway hyperresponsiveness and airway inflammation in a guinea pig model of chronic bronchitis induced by cigarette smoke［J］. International immunopharmacology，2012，13（3）：301－307.

［23］NIE Y C，WU H，LI P B，et al. Anti-inflammatory effects of naringin in chronic pulmonary neutrophilic inflammation in cigarette smoke-exposed rats［J］. Journal of medicinal food，2012，15（10）：894－900.

［24］LIU Y，SU W W，WANG S，et al. Naringin inhibits chemokine production in an LPS-induced RAW 264.7 macrophage cell line［J］. Molecular medicine reports，2012，6（6）：1343－1350.

［25］HSIU S L，HUANG T Y，HOU Y C，et al. Comparison of metabolic pharmacokinetics of naringin and naringenin in rabbits［J］. Life sciences，2002，70（13）：

1481 - 1489.

[26] 方铁铮. 柚皮素的药效学与药物代谢动力学研究 [D]. 广州: 中山大学, 2005: 66.

[27] MA Y, LI P, CHEN D, et al. LC/MS/MS quantitation assay for pharmacokinetics of naringenin and double peaks phenomenon in rats plasma [J]. International journal of pharmaceutics, 2006, 307 (2): 292 - 299.

[28] MOHSEN M A, MARKS J, KUHNLE G, et al. The differential tissue distribution of the citrus flavanone naringenin following gastric instillation [J]. Free radical research, 2004, 38 (12): 1329 - 1340.

[29] WANG Y, WANG S, FIREMPONG C K, et al. Enhanced solubility and bioavailability of naringenin via liposomal nanoformulation: preparation and in vitro and in vivo evaluations [J]. AAPS PharmSciTech, 2017, 18 (3): 586 - 594.

[30] KHAN A W, KOTTA S, ANSARI S H, et al. Self-nanoemulsifying drug delivery system (SNEDDS) of the poorly water-soluble grapefruit flavonoid naringenin: design, characterization, in vitro and in vivo evaluation [J]. Drug delivery, 2015, 22 (4): 552 - 561.

[31] GERA S, TALLURI S, RANGARAJ N, et al. Formulation and evaluation of naringenin nanosuspensions for bioavailability enhancement [J]. AAPS PharmSciTech, 2017, 18 (8): 3151 - 3162.

[32] KHAN A W, KOTTA S, ANSARI S H, et al. Enhanced dissolution and bioavailability of grapefruit flavonoid Naringenin by solid dispersion utilizing fourth generation carrier [J]. Drug development & industrial pharmacy, 2014, 41 (5): 772 - 779.

[33] PILCER G, AMIGHI K. Formulation strategy and use of excipients in pulmonary drug delivery [J]. International journal of pharmaceutics, 2010, 392 (1 - 2): 1 - 19.

[34] CHATURVEDI N P, SOLANKI H. Pulmonary drug delivery system: review [J]. International journal of applied pharmaceutics, 2013, 5 (3): 7 - 10.

[35] 薛峰, 金方. 吸入制剂在哮喘和慢性阻塞性肺疾病治疗中的作用及地位 [J]. 世界临床药物, 2012, 33 (4): 245 - 249.

[36] TAFAGHODI M, SHIEHZADEH F. Dry powder form of polymeric nanoparticles for pulmonary drug delivery [J]. Curr Pharm Des, 2016, 22 (17): 2549 - 2560.

[37] MEHTA P. Dry powder inhalers: a focus on advancements in novel drug delivery systems [J]. Journal of drug delivery, 2016, 2016: 8290963.

[38] 国家药典委员会. 中华人民共和国药典 四部 [M]. 北京: 中国医药科技出版社, 2015: 15 - 16.

[39] 高蕾，王亚敏，马玉楠，等.供雾化器用吸入液体制剂的质量研究及其综合评价 [J]. 中国新药杂志，2019，28（3）：338 – 340.

[40] 金方，王彦.我国吸入气雾剂用氟利昂替代的研究现状和挑战 [J]. 上海医药，2009，30（4）：156 – 159.

[41] 马银玲，赵峰，庞国勋，等.呼吸系统疾病吸入粉雾剂的特性研究进展 [J]. 中国药房，2016，27（25）：3574 – 3578.

[42] 凌祥，沈燕，孙春萌，等.肺部给药研究近况 [J]. 药学研究，2014，33（12）：711 – 714

[43] GUMBLETON M，AL-JAYYOUSSI G，CRANDON-LEWIS A，et al. Spatial expression and functionality of drug transporters in the intact lung：objectives for further research [J]. Advanced drug delivery reviews，2011，63（1 – 2）：110 – 118.

[44] GORDON S，TAYLOR P R. Monocyte and macrophage heterogeneity [J]. Nature reviews immunology，2005，5（12）：953 – 964.

[45] EDWARDS D A，HANES J，CAPONETTI G，et al. Large porous particles for pulmonary drug delivery [J]. Science，1997，276（5320）：1868 – 1871.

[46] VYAS S P，KANNAN M E，JAIN S，et al. Design of liposomal aerosols for improved delivery of rifampicin to alveolar macrophages [J]. International journal of pharmaceutics，2004，269（1）：37 – 49.

[47] SHEN Z，ZHANG Q，WEI S，et al. Proteolytic enzymes as a limitation for pulmonary absorption of insulin：in vitro and in vivo investigations [J]. International journal of pharmaceutics，1999，192（2）：115 – 121.

[48] ZHANG X M，LIU Q，HU J H，et al. An aerosol formulation of R-salbutamol sulfate for pulmonary inhalation [J]. Acta pharmaceutica sinica B，2014，4（1）：79 – 85.

[49] SAKAGAMI M. In vivo，in vitro and ex vivo models to assess pulmonary absorption and disposition of inhaled therapeutics for systemic delivery [J]. Advanced drug delivery reviews，2006，58（9 – 10）：1030 – 1060.

[50] BUR M，HUWER H，LEHR C M，et al. Assessment of transport rates of proteins and peptides across primary human alveolar epithelial cell monolayers [J]. European journal of pharmaceutical sciences，2006，28（3）：196 – 203.

[51] HUSSAIN A，AHSAN F. Indication of transcytotic movement of insulin across human bronchial epithelial cells [J]. Journal of drug targeting，2006，14（4）：181 – 190.

[52] KIM K J，MALIK A B. Protein transport across the lung epithelial barrier [J]. American journal of physiology：lung cellular & molecular physiology，2003，284

（2）：247 － 259.

[53] 张宇，林霞，唐星.肺部吸入给药装置的研究进展 [J]. 沈阳药科大学学报，2009，26（10）：835 － 844.

[54] 史宁，吴久鸿.干粉吸入剂的研究进展 [J]. 中国新药杂志，2007，16（12）：922 － 925.

[55] BAKAND S, HAYES A, DECHSAKULTHORN F. Nanoparticles：a review of particle toxicology following inhalation exposure [J]. Inhalation toxicology, 2012, 24（2）：125 － 135.

[56] ELJAMAL M, NAGARAJAN S, PATTON J S. In situ and in vivo methods for pulmonary delivery [J]. Pharmaceutical biotechnology, 1996, 8：361 － 374.

[57] SMYTH H D C, HICKEY A J. Carriers in drug powder delivery：implications for inhalation system design [J]. American journal of drug delivery, 2005, 3（2）：117 － 132.

[58] GUENETTE E, BARRETT A, KRAUS D, et al. Understanding the effect of lactose particle size on the properties of DPI formulations using experimental design [J]. International journal of pharmaceutics, 2009, 380（1 － 2）：80 － 88.

[59] POSSMAYER F, NAG K, RODRIGUEZ K, et al. Surface activity in vitro：role of surfactant proteins [J]. Comparative biochemistry & physiology part A, 2001, 129（1）：209 － 220.

[60] BREWSTER ME, LOFTSSON T. Cyclodextrins as pharmaceutical solubilizers [J]. Advanced drug delivery reviews, 2007, 59（7）：645 － 666.

[61] THI T H, AZAROUAL N, FLAMENT M P. Characterization and in vitro evaluation of the formoterol/cyclodextrin complex for pulmonary administration by nebulization [J]. European journal of pharmaceutics and biopharmaceutics, 2009, 72（1）：214 － 218.

[62] SAWATDEE S, PHETMUNG H, SRICHANA T. Sildenafil citrate monohydrate-cyclodextrin nanosuspension complexes for use in metered-dose inhalers [J]. International journal of pharmaceutics, 2013, 455（1 － 2）：248 － 258.

[63] 何仲贵，丁平田，王永军，等.环糊精包合物技术 [M].北京：人民卫生出版社，2008：22 － 35.

[64] 谷福根，高永良，崔福德.环糊精包合物研究进展 [J]. 中国新药杂志，2005，14（6）：686 － 693.

[65] CHALLA R, AHUJA A, ALI J, et al. Cyclodextrins in drug delivery：an updated review [J]. AAPS PharmSciTech, 2005, 6（2）：329 － 357.

[66] 张华.阿霉素/羟丙基 － β － 环糊精包合物的研究及在磁导靶向给药的应用 [D]. 西安：西北大学，2008：8.

[67] TEWES F, BRILLAULT J, COUET W, et al. Formulation of rifampicin-cyclodex-
trin complexes for lung nebulization [J]. Journal of controlled release, 2008, 129
(2): 93 – 99.

[68] ZHAO Z, HUANG Z, ZHANG X, et al. Low density, good flowability cyclodex-
trin-raffinose binary carrier for dry powder inhaler: anti-hygroscopicity and aerosol-
ization performance enhancement [J]. Expert opinion on drug delivery, 2018, 15
(5): 443 – 457.

[69] UNGARO F, DE ROSA G, MIRO A, et al. Cyclodextrins in the production of
large porous particles: development of dry powders for the sustained release of insu-
lin to the lungs [J]. European journal of pharmaceutical sciences, 2006, 28
(5): 423 – 432.

[70] EVRARD B, BERTHOLET P, GUEDERS M, et al. Cyclodextrins as a potential
carrier in drug nebulization [J]. Journal of controlled release, 2004, 96 (3):
403 – 410.

[71] SHI R, XIAO Z T, ZHENG Y J, et al. Naringenin regulates CFTR activation and
expression in airway epithelial cells [J]. Cellular physiology and biochemistry,
2017, 44 (3): 1146 – 1160.

[72] SHI R, XU J W, XIAO Z T, et al. Naringin and naringenin relax rat tracheal
smooth by regulating BKCa activation [J]. Journal of medicinal food, 2019, 22
(9): 963 – 970.

[73] 马燕. 柚皮素口服吸收机制及改善其生物利用度的研究 [D]. 沈阳: 沈阳药
科大学, 2006: 60.

[74] ASAI A, OKUDA T, SONODA E, et al. Drug permeation characterization of in-
haled dry powder formulations in air-liquid interfaced cell layer using an improved,
simple apparatus for dispersion [J]. Pharmaceutical research, 2016, 33 (2):
487 – 497.

[75] BUR M, ROTHEN-RUTISHAUSER B, HUWER H, et al. A novel cell compatible
impingement system to study in vitro drug absorption from dry powder aerosol formu-
lations [J]. European journal of pharmaceutics and biopharmaceutics, 2009, 72
(2): 350 – 357.

[76] ONG H X, TRAINI D, YOUNG P M. Pharmaceutical applications of the Calu-3
lung epithelia cell line [J]. Expert opinion on drug delivery, 2013, 10 (9):
1287 – 1302.

[77] MEINDL C, STRANZINGER S, DZIDIC N, et al. Permeation of therapeutic drugs
in different formulations across the airway epithelium in vitro [J]. PLoS one,
2015, 10 (8): 135690.

［78］ OLEA E, FERRER E, PRIETOLLORET J, et al. Effects of cigarette smoke and chronic hypoxia on ventilation in guinea pigs. Clinical significance. ［J］. Advances in experimental medicine & biology, 2012, 758: 325 – 332.

［79］ 董宇, 王阶, 杨庆, 等. CYP450 酶与中药代谢相互作用关系研究概况 ［J］. 中国中医药信息杂志, 2011, 18 (1): 100 – 103.

［80］ MOHTAR N, TAYLOR K M, SHEIKH K, et al. Design and development of dry powder sulfobutylether-beta-cyclodextrin complex for pulmonary delivery of fisetin ［J］. European journal of pharmaceutics and biopharmaceutics, 2017, 113: 1 – 10.

［81］ HE J, ZHENG Z P, ZHU Q, et al. Encapsulation mechanism of oxyresveratrol by beta-cyclodextrin and hydroxypropyl-beta-cyclodextrin and computational analysis ［J］. Molecules, 2017, 22 (11): 1801.

［82］ HUANG Z, XU R, GE X, et al. Complexation of capsaicin with hydroxypropyl-beta-cyclodextrin and its analytical application ［J］. Spectrochimica acta part a, molecular and biomolecular spectroscopy, 2019, 223: 117278.

［83］ ADHIKARI S, DAFTARDAR S, FRATEV F, et al. Elucidation of the orientation of selected drugs with 2-hydroxylpropyl-beta-cyclodextrin using 2D-NMR spectroscopy and molecular modeling ［J］. International journal of pharmaceutics, 2018, 545 (1 – 2): 357 – 365.

［84］ TSAMALOUKAS A, SZADKOWSKA H, SLOTTE P J, et al. Interactions of cholesterol with lipid membranes and cyclodextrin characterized by calorimetry ［J］. Biophysical journal, 2005, 89 (2): 1109 – 1119.

［85］ PIEL G, PIETTE M, BARILLARO V, et al. Study of the relationship between lipid binding properties of cyclodextrins and their effect on the integrity of liposomes ［J］. International journal of pharmaceutics, 2007, 338 (1 – 2): 35 – 42.

［86］ SALEM L B, BOSQUILLON C, DAILEY L A, et al. Sparing methylation of β-cyclodextrin mitigates cytotoxicity and permeability induction in respiratory epithelial cell layers in vitro ［J］. Journal of controlled release, 2009, 136 (2): 110 – 116.

［87］ MATILAINEN L, TOROPAINEN T, VIHOLA H, et al. In vitro toxicity and permeation of cyclodextrins in Calu-3 cells ［J］. Journal of controlled release, 2008, 126 (1): 10 – 16.

［88］ ROTHWELL J A, DAY A J, MORGAN M R A. Experimental determination of octanol-water partition coefficients of quercetin and related flavonoids ［J］. Journal of agricultural and food chemistry, 2005, 53 (11): 4355 – 4360.

［89］ ZOU W, YANG C, LIU M, et al. Tissue distribution study of naringin in rats by liquid chromatography-tandem mass spectrometry ［J］. Arzneimittel-Forschung, 2012, 62 (4): 181 – 186.

［90］ ZENG X, SU W, ZHENG Y, et al. Pharmacokinetics, tissue distribution, metabolism, and excretion of naringin in aged rats ［J］. Frontiers in pharmacology, 2019, 10: 34.

［91］ ZHANG J, BRODBELT J S. Screening flavonoid metabolites of naringin and narirutin in urine after human consumption of grapefruit juice by LC-MS and LC-MS/MS ［J］. The analyst, 2004, 129 (12): 1227 – 1233.

［92］ PEREIRA-CARO G, BORGES G, VAN DER HOOFT J, et al. Orange juice (poly) phenols are highly bioavailable in humans ［J］. The American journal of clinical nutrition, 2014, 100 (5): 1378 – 1384.

［93］ MULLEN W, BORGES G, LEAN M E, et al. Identification of metabolites in human plasma and urine after consumption of a polyphenol-rich juice drink ［J］. J Agric Food Chem, 2010, 58 (4): 2586 – 2595.

［94］ ZENG X, BAI Y, PENG W, et al. Identification of naringin metabolites in human urine and feces ［J］. European journal of drug metabolism and pharmacokinetics, 2017, 42 (4): 647 – 656.

［95］ FABRE N, RUSTAN I, DE HOFFMANN E, et al. Determination of flavone, flavonol, and flavanone aglycones by negative ion liquid chromatography electrospray ion trap mass spectrometry ［J］. Journal of the American society for mass spectrometry, 2001, 12 (6): 707 – 715.

［96］ CHEN T, SU W, YAN Z, et al. Identification of naringin metabolites mediated by human intestinal microbes with stable isotope-labeling method and UFLC-Q-TOF-MS/MS ［J］. Journal of pharmaceutical and biomedical analysis, 2018, 161: 262 – 272.

［97］ PEREIRA-CARO G, LUDWIG I A, POLYVIOU T, et al. Identification of plasma and urinary metabolites and catabolites derived from orange juice (poly) phenols: analysis by high-performance liquid chromatography-high-resolution mass spectrometry ［J］. J Agric Food Chem, 2016, 64 (28): 5724 – 5735.

［98］ ZENG X, YAO H, ZHENG Y, et al. Metabolite profiling of naringin in rat urine and feces using stable isotope labeling based liquid chromatography-mass spectrometry ［J］. J Agric Food Chem, 2020, 68 (1): 409 – 417.

［99］ WANG L, SUN R, ZHANG Q, et al. An update on polyphenol disposition via coupled metabolic pathways ［J］. Expert opinion on drug metabolism and toxicology, 2019, 15 (2): 151 – 165.

［100］ CHEN T, WU H, HE Y, et al. Simultaneously quantitative analysis of naringin and its major human gut microbial metabolites naringenin and 3 - (4′ - hydroxyphenyl) propanoic acid via stable isotope deuterium-labeling coupled with RRLC-MS/MS method [J]. Molecules, 2019, 24 (23): 4287.

[101] STEED A L, CHRISTOPHI G P, KAIKO G E, et al. The microbial metabolite desaminotyrosine protects from influenza through type I interferon [J]. Science, 2017, 357 (6350): 498 - 502.

[102] DING X, KAMINSKY L S. Human extrahepatic cytochromes p450: function in xenobiotic metabolism and tissue-selective chemical toxicity in the respiratory and gastrointestinal tracts [J]. Annual review of pharmacology & toxicology, 2003, 43 (1): 149 - 173.

[103] HUKKANEN J, PELKONEN O, HAKKOLA J, et al. Expression and regulation of xenobiotic-metabolizing cytochrome P450 (CYP) enzymes in human Lung [J]. Critical reviews in toxicology, 2002, 32 (5): 391 - 411.

[104] JI Y, ZHANG Y F W, CHANDRA P. Xenobiotic-metabolizing enzymes in human lung [J]. Current drug metabolism, 2006, 7 (8): 939 - 948.

[105] ANTTILA S, HUKKANEN J, HAKKOLA J, et al. Expression and localization of CYP3A4 and CYP3A5 in human lung [J]. American journal of respiratory cell & molecular biology, 1997, 16 (3): 242 - 249.

[106] SOMERS G I, LINDSAY N, LOWDON B M, et al. A comparison of the expression and metabolizing activities of phase I and II enzymes in freshly isolated human lung parenchymal cells and cryopreserved human hepatocytes [J]. Drug metabolism & disposition the biological fate of chemicals, 2007, 35 (10): 1797 - 1805.

[107] PATTON J S. The lungs as a portal of entry for systemic drug delivery [J]. Proceedings of the american thoracic society, 2004, 1 (4): 338 - 344.

[108] TRONDE A, NORDÉN B, JEPPSSON A B, et al. Drug absorption from the isolated perfused rat lung-correlations with drug physicochemical properties and epithelial permeability [J]. Journal of drug targeting, 2003, 11 (1): 61 - 74.

[109] TRONDE A, BO N, MARCHNER H, et al. Pulmonary absorption rate and bioavailability of drugsin vivo in rats: structure-absorption relationships and physicochemical profiling of inhaled drugs [J]. Journal of pharmaceutical sciences, 2003, 92 (6): 1216 - 1233.

[110] CAZZOLA M, TESTI R, MATERA M G. Clinical pharmacokinetics of salmeterol [J]. Clinical pharmacokinetics, 2002, 41 (1): 19 - 30.

[111] NAVE R, FISHER R, ZECH K. In Vitro metabolism of ciclesonide in human lung and liver precision-cut tissue slices [J]. Biopharmaceutics & drug disposi-

tion, 2006, 27（4）: 197 – 207.

[112] WÜRTHWEIN G, ROHDEWALD P. Activation of beclomethasone dipropionate by hydrolysis to beclomethasone-17 – monopropionate [J]. Biopharmaceutics & drug disposition, 1990, 11（5）: 381 – 394.

[113] VAN DEN BRINK K I M, BOORSMA M, STAAL-VAN DEN BREKEL A J, et al. Evidence of the in vivo esterification of budesonide in human airways [J]. British journal of clinical pharmacology, 2008, 66（1）: 27 – 35.

[114] ZENG X, SU W, ZHENG Y, et al. Pharmacokinetics, tissue distribution, metabolism, and excretion of naringin in aged rats [J]. Frontiers in pharmacology, 2019, 10: 34.

[115] MO J, LIM L Y, ZHANG Z R. L-carnitine ester of prednisolone: pharmacokinetic and pharmacodynamic evaluation of a type I prodrug [J]. International journal of pharmaceutics, 2014, 475（1 – 2）: 123 – 129.

[116] MAINELIS G, SESHADRI S, GARBUZENKO O B, et al. Characterization and application of a nose-only exposure chamber for inhalation delivery of liposomal drugs and nucleic acids to mice [J]. J Aerosol Med Pulm Drug Deliv, 2013, 26 （6）: 345 – 354.

[117] ASWANIA O, CHRYSTYN H. Relative lung bioavailability of generic sodium cromoglycate inhalers used with and without a spacer device [J]. Pulmonary pharmacology & therapeutics, 2001, 14（2）: 129 – 133.

[118] JANSSEN R, WEDA M, EKKELENKAMP M B, et al. Metal versus plastic spacers: an in vitro and in vivo comparison [J]. International journal of pharmaceutics, 2002, 245（1 – 2）: 93 – 98.

[119] REYNOLDS S M, MACKENZIE A J, SPINA D, et al. The pharmacology of cough [J]. Trends in pharmacological sciences, 2004, 25（11）: 569 – 576.

[120] CANNING B J, MORI N, MAZZONE S B. Vagal afferent nerves regulating the cough reflex [J]. Respiratory physiology & neurobiology, 2006, 152（3）: 223 – 242.

[121] BOLSER D, DAVENPORT P. Functional organization of the central cough generation mechanism [J]. Pulmonary pharmacology & therapeutics, 2002, 15（3）: 221 – 225.

[122] MCLEOD R L, BOLSER D C, JIA Y, et al. Antitussive effect of nociceptin/orphanin FQ in experimental cough models [J]. Pulmonary pharmacology & therapeutics, 2002, 15（3）: 213 – 216.

[123] ADCOCK J J. Peripheral opioid receptors and the cough reflex [J]. Respiratory medicine, 1991, 85: 43 – 46.

[124] DICPINIGAITIS P V. Current and future peripherally-acting antitussives [J]. Respiratory physiology & neurobiology, 2006, 152 (3): 356 – 362.

[125] BOLSER D C. Mechanisms of action of central and peripheral antitussive drugs [J]. Pulmonary pharmacology, 1996, 9 (5 – 6): 357 – 364.

[126] LUO Y L, LI P B, ZHANG C C, et al. Effects of four antitussives on airway neurogenic inflammation in a guinea pig model of chronic cough induced by cigarette smoke exposure [J]. Inflammation research, 2013, 62 (12): 1053 – 1061.

[127] 黎翊君. 丹参总酚酸肺部吸入给药的评价研究 [D]. 北京: 北京中医药大学, 2018: 65.

[128] 狄孟华. 白头翁皂苷 B4 雾化吸入制剂的研究 [D]. 贵州: 贵州医科大学, 2018: 48.

[129] SANDRA SUAREZ M K M. The influence of suspension nebulization or instillation on particle uptake by guinea pig alveolar macrophages [J]. Inhalation toxicology, 2008, 13 (9): 773 – 788.

[130] UCHENNA AGU R, JORISSEN M, WILLEMS T, et al. Safety assessment of selected cyclodextrins-effect on ciliary activity using a human cell suspension culture model exhibiting in vitro ciliogenesis [J]. International journal of pharmaceutics, 2000, 193 (2): 219 – 226.